CHRISTIAN KOCH

Schluss mit Zähneknirschen

Bruxismus überwinden

Die besten Strategien gegen Kopfschmerzen, Erschöpfung und Tinnitus

2. Auflage

humboldt

WILLKOMMEN IM CLUB!

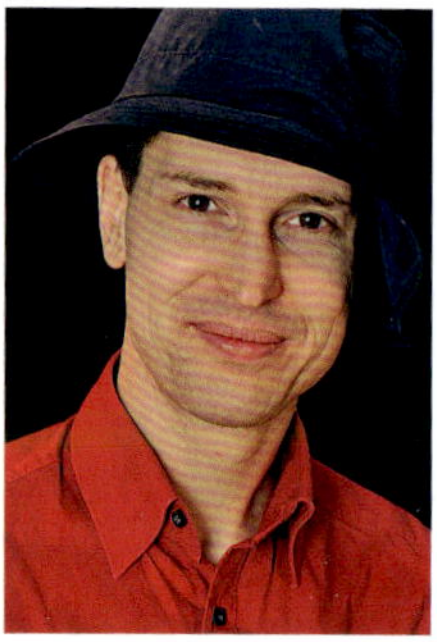

Hallo und willkommen im Club! Jedenfalls nehme ich an, dass auch du zum Club der Zähneknirscher gehörst, denn sonst würdest du dieses Buch vermutlich nicht lesen.

Ich werde dir in diesem Buch meine persönliche Geschichte mit dem Knirschen erzählen: Durch welche Symptome habe ich es bemerkt, was habe ich dagegen getan, was hat geholfen und was nicht? Um dir nicht nur meine eigenen Gedanken vorzustellen, habe ich bei den Recherchen zu diesem Buch Experten getroffen, Interviews geführt, Bücher gelesen und neue Ansätze kennengelernt. Mehr dazu später – lass dich überraschen. Gleich zu Beginn möchte ich dich vorwarnen: Falls du auf der Suche nach dem einen Patentrezept bist, bei dem du nur einen Zaubertrank oder eine Tablette schlucken musst, dann ist dieses Buch leider nicht das richtige für dich. Wenn du aber bereit bist, Eigenverantwortung zu übernehmen und aktiv etwas dafür zu tun, dass es dir besser geht, dann ist dieses Buch für dich bestens geeignet.

Zähneknirschen, Zähnepressen und Kieferfehlfunktionen können ganz unterschiedliche Ursachen haben. Deshalb sind die Behandlungsansätze genauso unterschiedlich. Das, was mir geholfen hat, ist vielleicht nicht das, was dir helfen wird. Du entscheidest also am Ende selbst, welche Ideen aus diesem Buch du weiterverfolgen möchtest. Bist du dabei? Schön! Dann nicht nur willkommen im Club der Zähneknirscher, sondern auch willkommen im Club der eigenverantwortlich Handelnden! Da wir gleich doppelt Clubfreunde sind, mache ich so weiter wie bisher und duze dich. Ich hoffe, das ist für dich in Ordnung. Außerdem noch etwas: Damit dieses Buch angenehm zu lesen ist, spreche ich nicht von Zähneknirscherinnen und Zähneknirschern oder Bruxistinnen und Bruxisten. Ich spreche von Zähneknirschern und Bruxisten – und damit meine ich alle.

Die oben erwähnte Eigenverantwortung habe ich im Verlauf meiner Gesundheits- und Krankheitsgeschichte als den besten Weg für mich erkannt. Denn als ich nach 22 rundherum gesunden Lebensjahren eine Reihe unerklärlicher Symptome bekam, habe ich eine ganze Zeit lang auf das Urteil einzelner Ärzte vertraut und mir gedacht: Die werden schon wissen, was sie tun. Schließlich haben sie Medizin studiert und ich nicht. Als dann aber trotzdem mein Gesundheitszustand immer schlechter wurde und ich dafür von keinem Arzt eine nachvollziehbare Erklärung bekommen konnte, habe ich entschieden: Ich nehme die Sache selbst in die Hand. Seitdem habe ich mich mit Ernährung, Schlaf, Sport, Psychologie, Hirnforschung, Evolution und mehr befasst – und nach und nach viel an meinem Lebensstil geändert. Ich habe mein Leben entstresst, bewege mich vielseitiger und ernähre mich bewusster. Ich habe den Rat von Freunden wie von Experten eingeholt, Bücher gelesen, ausprobiert, manches beibehalten und anderes verworfen.

Heute bin ich sehr zufrieden mit meinem Gesundheitszustand und meinem Leben im Allgemeinen. Ich bin fit, als geborener Optimist sowieso meistens gut gelaunt und werde vielleicht ein oder zwei Mal im Jahr für ein paar Tage von einem Infekt ins Bett verfrachtet. Das finde ich ganz in Ordnung so. Mehrere Jahre zurück hatte ich noch mit ständigen Erkältungen, Rückenschmerzen, Magen-Darm-Problemen, schlechtem Schlaf und mehr zu kämpfen. Diese Probleme bin ich nach und nach losgeworden. Geblieben ist mir eine immer noch unerklärte Blendempfindlichkeit der Augen. Deshalb sieht man mich fast immer mit Hut und relativ häufig mit Sonnenbrille – immerhin eine Art Markenzeichen mit Wiedererkennungseffekt.

Ärzte und Therapeuten jeder Art schätze ich nach wie vor mit ihrer Erfahrung und ihren fachlichen Fähigkeiten. Heute bin ich mir allerdings bewusst, dass jeder Arzt und Therapeut nur einen bestimmten Kompetenzbereich hat. Es gibt Dinge, die er weiß, und das ist meistens eine ganze Menge. Aber es gibt auch Dinge, die er nicht weiß. Und auch das ist eine ganze Menge. Die besten Chancen auf eine gute Gesundheit gibt es daher in einem guten Zusammenspiel kluger Ärzte mit engagierten Patienten: Ein guter Arzt weiß, dass er nicht alles weiß. Deshalb begründet er seine Vorschläge und lässt den Patienten selbst entscheiden. Ein guter Arzt hört nie auf zu lernen, genauso wie ein guter Patient. So wie die Verantwortung für die eigene Gesundheit nicht durch den Rat eines Arztes ersetzt wird, so können umgekehrt das Wissen und die Erfahrung eines Arztes bei schweren Krankheiten weder durch die eigene Meinung noch durch das Lesen eines Buchs ersetzt werden.

Benutze dieses Buch hier also bitte als Ideenkiste, aber keineswegs als Ersatz für einen Arztbesuch. In diesem Buch stehen meine persönlichen Ideen und Erfahrungen. Ich bin kein Arzt. Ich weiß nicht, ob sie bei dir persönlich irgendwelche Nebenwirkungen haben können. Ich kenne deine individuelle Geschichte nicht und kann dir keinen auf dich zugeschnittenen Ratschlag geben. Daher übernehme ich auch keine Haftung dafür, wenn du Anregungen aus diesem Buch ausprobierst oder nicht ausprobierst. Besprich dich bitte mit deinem Arzt und triff deine persönlichen Entscheidungen, auf deine ganz eigene Verantwortung. Es geht schließlich um deine Gesundheit. Und die ist wichtig!

Eine Wanderung mit Folgen

Die Geschichte dieses Buchs beginnt mit einer Wanderung im Jahr 2014. In der Nähe von Burghausen spaziere ich durch ein Waldstück am Inn und denke über die nächsten Etappen meines Lebens nach. Ich beschließe, mich mit meinem Kopf zu beschäftigen. Genauer gesagt mit den Stellen an meinem Kopf, die mir immer wieder wehtun. Wenn ich nämlich aufgrund meiner blendempfindlichen Augen Kopfschmerzen bekomme, dann beginnt das gar nicht bei den Augen. Es gibt zwei, drei andere Stellen am Kopf, die zuerst wehtun.

Bisher konnte mir niemand sagen, woran das liegt – weder der Hausarzt noch die Hals-Nasen-Ohren-Ärztin noch die zehn bis fünfzehn Augenärzte, bei denen ich war. Auch nicht die Augenklinik der Universität Münster, das Deutsche Klinikum für Diagnostik in Wiesbaden oder jener international renommierte Professor in der Schweiz, der mir eine beeindruckende Rechnung geschickt hat. Wenn die alle mir nicht sagen können, warum Licht mir Schmerzen bereitet, wie soll ich das dann selbst herausfinden? Ich weiß es nicht, aber ich möchte es versuchen.

Der erste Schritt ist klar: Wenn ich verstehen möchte, was in meinem Kopf passiert, dann muss ich herausfinden, was genau das für Körperteile sind, die mir wehtun. Sehnen, Knochen, Muskeln, Faszien, Nerven, Bindegewebe, keine Ahnung, was es da noch alles gibt. Das Vorhaben klingt nicht ganz einfach, aber es ist einen Versuch wert. Also unterbreche ich meinen Spaziergang, um das Smartphone aus der Tasche zu holen. Ich rufe Wikipedia auf und schaue anatomische Bilder von Köpfen an. Nach kurzer Zeit frage ich mich verblüfft: Kann das wirklich sein? Ich zoome noch etwas näher heran. Ich rufe das nächste Bild auf und schaue noch einmal genau hin. Aber ja, kein Zweifel. Das, was mir da ständig wehtut, sind meine Kaumuskeln!

Spontan stelle ich mir drei Fragen: Erstens frage ich mich, was eigentlich ein Kaumuskel bei den Schläfen zu suchen hat. Ich dachte, Kaumuskeln müssten irgendwie direkt beim Mund sein. Ist aber nicht so. Der Musculus temporalis deckt auf der Höhe der Stirn fast die gesamte Kopfseite ab. Zweitens frage ich mich, warum mir ausgerechnet die Kaumuskeln Probleme bereiten sollten. Essen macht mir doch Spaß: Ich esse gerne und viel. Aber auch wieder nicht so viel, dass deswegen gleich meine Kaumuskeln streiken müssten. Doch vielleicht ist das Essen auch gar nicht das Problem, denn beim Essen werden meine Kopfschmerzen normalerweise nicht mehr, sondern weniger – kurios. Also frage ich mich drittens, was da eigentlich für ein Zusammenhang zwischen Blendempfindlichkeit und Kaumuskulatur bestehen soll. Schon nach

Der Temporalismuskel.

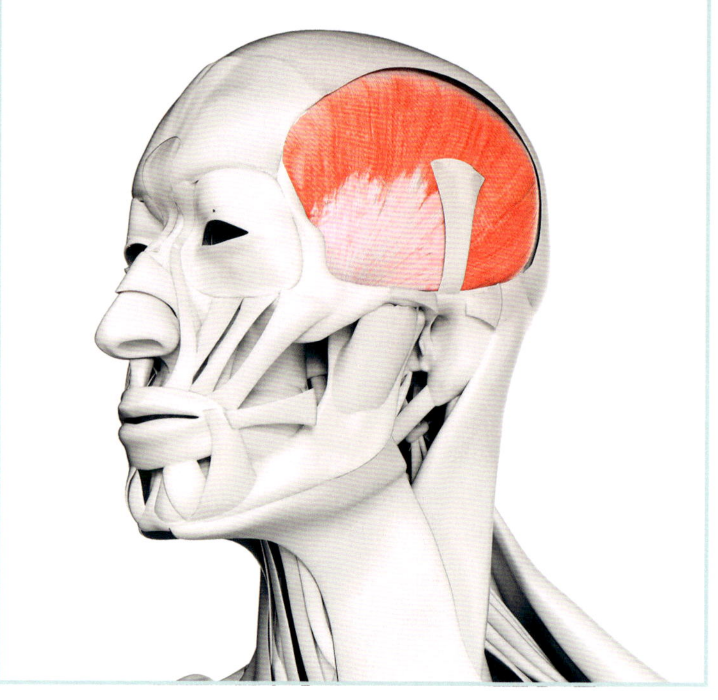

ziemlich kurzer Suche bietet Wikipedia dazu eine Antwort an: Lichtempfindlichkeit der Augen ist ein mögliches Symptom bei einer CMD. CMD ist die Abkürzung von Cranio-Mandibuläre Dysfunktion. Das bedeutet, dass in der Zusammenarbeit von Schädel (Cranium) und Unterkiefer (Mandibula) etwas nicht richtig funktioniert (Dysfunktion).

!

Cranio-Mandibuläre Dysfunktion bedeutet, dass in der Zusammenarbeit von Schädel (Cranium) und Unterkiefer (Mandibula) etwas nicht richtig funktioniert (Dysfunktion).

Ich weiß zwar an jenem Tag am Inn noch nicht so recht, was genau in meinem Kiefersystem nicht funktioniert und wie viele Muskeln auf die eine oder andere Weise mit dem Kauvorgang zu tun haben. Aber ich weiß schon einmal mit ziemlicher Sicherheit, dass meine vermeintlichen Kopfschmerzen in Wirklichkeit Kaumuskelschmerzen sind. Neben dem Temporalis kann ich eindeutig den Musculus masseter identifizieren. Wenn du versuchst, mit

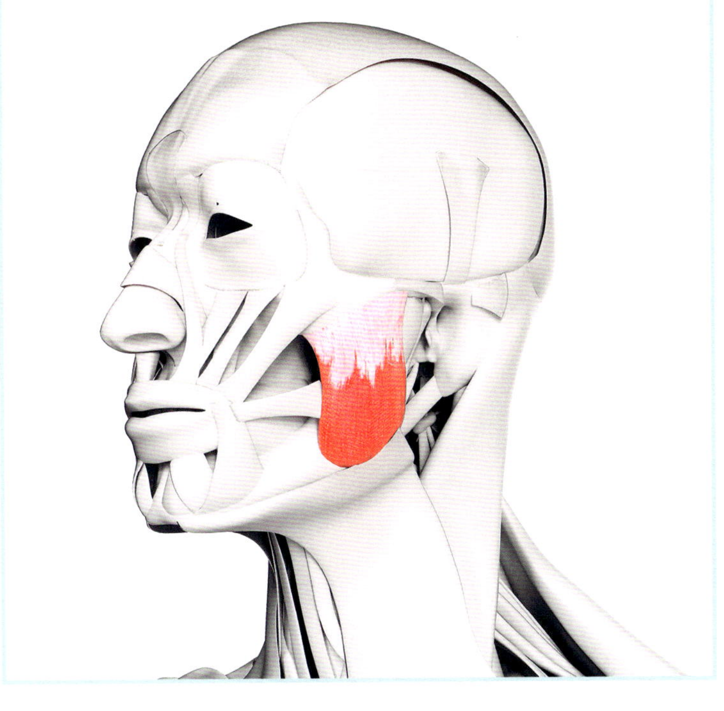

Der Massetermuskel.

deinen Fingern durch deine Haut hindurch die Weisheitszähne zu berühren, dann sind deine Fingerspitzen ungefähr dort, wo auch der Masseter ist.

Nach der Beschäftigung mit den Kaumuskeln frage ich mich, ob ich mir selbst gerade mithilfe meiner Wikipedialektüre wirklich eine Diagnose gestellt habe, die mir 20 gut ausgebildete Fachärzte nicht geben konnten. – Um es vorwegzunehmen: Die Antwort lautet Ja. Zwar ist die Knirscherei nicht die einzige Ursache für meine Blendempfindlichkeit und die daraus entstehenden Schmerzen, das ist mir in den letzten Jahren klar geworden. Aber ich kann mit eindeutiger Sicherheit sagen, dass ein enger Zusammenhang besteht: Hatte ich einmal eine richtig schlechte Nacht mit viel Zähnepressen, dann litt ich tagsüber unter sehr schlimmen Kopfschmerzen und meine Augen waren empfindlich. Hatte ich aber tief, erholsam und knirschfrei geschlafen, dann hielt sich am nächsten Tag auch meine Blendempfindlichkeit in Grenzen.

In den Jahren nach meiner „Wikipedia-Diagnose" habe ich mich über CMD und über das eng mit ihr verbundene Zähneknirschen und Zähnepressen, den sogenannten Bruxismus, informiert. Ich habe einige Therapeuten aus unterschiedlichen Fachrichtungen aufgesucht und viele Behandlungsansätze ausprobiert. Wenn ich von dem Thema erzählte, habe ich überraschend oft den Satz gehört: „Auch ich knirsche mit den Zähnen." Erstaunlich viele Menschen sind betroffen. Viele wissen nicht, dass man eine Menge tun kann, um das Zähneknirschen und mit ihm die Kopfschmerzen, den Tinnitus und die weiteren Symptome loszuwerden. Als ich nach Büchern zum Thema suchte, fand ich einige Ratgeber von Therapeuten. Was ich aber nicht fand, war ein Buch von einem Betroffenen, der selbst beschreibt, was ihm geholfen hat und was nicht. Da ich genau solche Bücher am liebsten lese, in denen jemand von seinen eigenen Erfahrungen berichtet, habe ich beschlossen, das fehlende Buch selbst zu schreiben. Nun hältst du es in Händen.

Im ersten Buchteil erwarten dich zunächst allgemeine Informationen zu Bruxismus und CMD sowie ihren Symptomen. Außerdem lernst du die wichtigsten Theorien zu den möglichen Ursachen kennen. Der zweite Buchteil stellt dir Ideen für die Behandlung vor und erzählt meine persönlichen Erfahrungen mit verschiedenen Ansätzen.

WAS IST DA LOS? SYMPTOME UND URSACHEN

Was ist der Unterschied zwischen Zähneknirschen, Zähnepressen und Kieferpressen? Und warum hat die Zahl der Betroffenen in den letzten Jahrzehnten so dramatisch zugenommen? Es lohnt sich, über die verschiedenen Erscheinungsformen von Bruxismus, ihre typischen Symptome und die möglichen Ursachen Bescheid zu wissen. So kannst du deine persönliche Situation am besten einschätzen. Der erste Teil des Buchs vermittelt daher Basiswissen, über das jeder Betroffene verfügen sollte.

Die Theorien, worauf CMD und Bruxismus zurückzuführen sind und wie man sie folglich therapieren sollte, gehen auseinander. Wie bei anderen Themen gibt es Trends oder sogar „Hypes“. Mir ist diese Reihenfolge erzählt worden: Zunächst ging es in der Medizin viel um die störungsfreie Funktion der Kiefergelenke, die der Ursprung allen Übels sein sollten. Dann kamen die Kaumuskeln und das Bindegewebe in den Blick. Als nächstes haben einige Therapeuten den gleichmäßigen Aufbiss zwischen den oberen und unteren Zähnen zum heiligen Gral erklärt. Eine weitere Welle hob in den letzten Jahren Stress und psychische Belastungen als *die* Hauptursache für Zähneknirschen hervor. Je nach dem, welche Ursache dein Behandler für eine CMD annimmt, fallen die Therapiemethoden unterschiedlich aus.

Zum Glück habe ich bei meinen Gesprächen und Recherchen kaum Behandler getroffen, die sich fest auf einen einzigen heilbringenden Weg festgelegt und damit in ihren Methoden eingeschränkt hätten. Tatsächlich hat es sich mittlerweile herumgesprochen: Die größten Erfolgschancen für ein so komplexes Phänomen wie eine CMD entstehen in der Zusammenarbeit verschiedener Fachrichtungen. Jede oben genannte Philosophie bringt einen anderen Blick auf das Leiden eines Betroffenen und dadurch andere Lösungsansätze, die helfen können. Bei der Wahl deiner Behandler achtest du daher am besten auf interdisziplinäre Vernetzung von Zahnärzten, Physiotherapeuten und anderen Spezialisten. Dazu kannst du einen Blick auf die Praxishomepage werfen oder noch besser in der Praxis anrufen und nachfragen.

S3-Leitlinie: Was Ärzte sagen

Im Mai 2019 haben erstmals wichtige medizinische Dachverbände eine sogenannte S3-Leitlinie zur Behandlung von Bruxismus herausgebracht. Das ist die höchste Qualitätsstufe einer medizinischen Leitlinie, die Ärzten und Patienten bei ihren Entscheidungen helfen soll. Die Leitliniengruppe hat drei Jahre lang Forschungsergebnisse und wissenschaftliche Artikel aus der ganzen Welt analysiert, bewertet und Handlungsempfehlungen daraus abgeleitet. Eingesetzt wurde die Leitliniengruppe von der Deutschen Gesellschaft für Zahn-, Mund- und Kieferheilkunde (DGZMK) und der zu ihr gehörenden Deutschen Gesellschaft für Funktionsdiagnostik und -therapie in der Zahn-, Mund- und Kieferheilkunde (DGFDT).

Da die Leitlinie den aktuellen wissenschaftlichen Forschungsstand zu Bruxismus widerspiegelt, möchte ich dir ihre Ergebnisse nicht vorenthalten. Daher wirst du in verschiedenen Kapiteln immer wieder Zitate aus der Leitlinie finden. Du erkennst die Zitate beim Durchblättern des Buchs an diesem Symbol:

Wichtig: Die S3-Leitlinie gibt Empfehlungen zur Behandlung von Bruxismus, nicht zur Behandlung von CMD. Falls bei dir wie bei vielen Betroffenen zusätzlich zum Bruxismus eine CMD vorliegt, kommen möglicherweise andere Behandlungsmethoden in Frage als in der S3-Leitlinie empfohlen.

Fangen wir direkt mit dem ersten Zitat an: Was sagt die Leitliniengruppe zu meiner Idee, dass kluge Patienten sich gut informieren und mit den Ärzten gemeinsam die nächsten Behandlungsschritte entscheiden sollten?

Empfehlung der S3-Leitlinie

„Mit Bruxismus diagnostizierte Patienten sollten über die festgestellten Befunde, Diagnose, ätiologische Zusammenhänge, Risikofaktoren, Prognose, Therapiemöglichkeiten und deren Kosten sowie die Risiken der Behandlung und Nichtbehandlung nach aktuellem wissenschaftlichem Erkenntnisstand aufgeklärt werden." (S. 54)

Erst einmal freue ich mich, dass eine wichtige Gruppe von Ärzten dies so sieht und den Patienten etwas zutraut. Ein interessantes Detail hinterlässt bei mir allerdings ein Fragezeichen: Die meisten Empfehlungen der Leitliniengruppe sind einstimmig oder fast einstimmig beschlossen worden. Diese nicht. Es gab 14 Ja-Stimmen, 9 Nein-Stimmen und 2 Enthaltungen. Damit ist die Idee, Patienten aufzuklären, die mit großem Abstand umstrittenste Empfehlung der Leitlinie. Da hätte ich bei der Diskussion gerne Mäuschen gespielt und gehört, mit welchen Argumenten sich Ärzte gegen eine Aufklärung von Patienten ausgesprochen haben.

Wie geht Knirschen?

!

Bruxismus bedeutet nicht zwangsläufig, dass auch eine CMD vorliegt. Es gibt Bruxismus mit CMD und Bruxismus ohne CMD. Erfahrenen Therapeuten zufolge treten beide aber fast immer zusammen auf.

Klären wir zunächst einmal die Begriffe. Wie gesagt bedeutet CMD, dass etwas im Zusammenspiel von Schädel (Cranium) und Unterkiefer (Mandibula) nicht richtig funktioniert (Dysfunktion). Dieses Problem ist häufig mit Bruxismus verbunden, also mit Zähneknirschen oder -pressen. Da Bruxismus und CMD oft gemeinsam auftreten und sich gegenseitig verstärken können, werde ich in diesem Buch immer wieder auf die CMD eingehen. Das Hauptthema dieses Buchs ist trotzdem der Bruxismus, das Knirschen und Pressen.

Zähneknirschen, Zähnepressen, Kieferpressen

Viele Leute knirschen nicht im eigentlichen Sinn. Beim Knirschen reibt man die unteren und oberen Zähne aneinander oder stößt sie gegeneinander. Wahrscheinlich noch verbreiteter als das Knirschen ist das Zähnepressen. Dabei presst man die unteren und oberen Zähne kräftig aufeinander, aber man bewegt die Zähne nicht nach vorn, hinten oder zur Seite. Deswegen hört man beim Zähnepressen auch nichts – im Unterschied zum Knirschen.

Wenn du schläfst, kann Knirschen dem Partner auffallen oder auch der App „Do I snore or grind", die nächtliche Geräusche aufzeichnet. Über einen Schulfreund sagt seine Partnerin: „Es klingt so, als wenn er nachts ein ganzes Hähnchen zerkaut." Das ist also sicher ein Fall von Knirschen. Ob mein Freund zusätzlich presst, wissen wir noch nicht.

Er selbst war übrigens ganz überrascht davon, dass er nachts knirscht. Das könnte aber erklären, warum er morgens oft nicht ganz so erholt aufwacht und etwas Zeit braucht, bis er in die Gänge kommt. Während das Knirschen vor allem schädlich für die Zähne ist, schadet das Pressen besonders den Muskeln und auch dem Kiefergelenk. Das Pressen ist nicht weniger anstrengend als das Knirschen, weil wir mit den Kaumuskeln enorme Kräfte aufbringen können.

Eine dritte Form des Bruxismus ist das Kieferpressen. Dabei wird eine Spannung der Kaumuskulatur aufrechterhalten, ohne dass sich die Zähne berühren. Eine internationale Forschergruppe mit Lobbezoo, Ahlberg und anderen arbeitet seit Jahren an einheitlichen Kriterien, um Bruxismus zu definieren und in Grade einzuteilen. Den Fokus legt die Gruppe nicht auf den Zahnkontakt, sondern auf die Muskelaktivität – auch im Sinne des Kieferpressens. Im Deutschen fehlt eine einheitliche Sprachregelung. In manchen Texten werden die Ausdrücke Kiefer- und Zähnepressen gleichbedeutend verwendet.

> !
>
> Der Ausdruck Kieferpressen wird manchmal so verwendet wie hier beschrieben, manchmal aber auch gleichbedeutend mit Zähnepressen.

Mir persönlich ist egal, wie man eine angespannte Kaumuskulatur ohne Zahnkontakt nennt. Wichtig ist zu wissen, dass es das gibt. Wenn du wissen möchtest, ob du Kieferpresser bist, kannst du auf die bruxApp oder den RelaxBogen zurückgreifen. Beide stelle ich im Kapitel über Wachbruxismus vor. Ein Hilfsmittel im Mund wie ein Aqualizer oder eine Schiene bringt dir beim Kieferpressen hingegen nichts, weil sich die Zähne nicht berühren.

Kurze Vorstellung der Kaumuskulatur

Bei Bewegungen des Unterkiefers, beim Kauen und beim Schlucken spielen mehrere Muskeln zusammen. Dazu zählen die Hals- und Schluckmuskeln ebenso wie die Mundbodenmuskulatur. Für die Unterscheidung zwischen Pressen und Knirschen sind diese vier Muskeln wichtig:

- Beim Zähnepressen ohne Knirschen kommen vor allem drei Kaumuskeln zum Einsatz, nämlich der Temporalis, der Masseter und der Musculus pterygoideus medialis. Alle drei sind für den Kieferschluss wichtig.
- Der Musculus pterygoideus lateralis spielt vor allem beim Öffnen und Vorschieben des Unterkiefers sowie bei seitlichen Bewegungen eine Rolle. Er kommt stärker beim Zähneknirschen zum Einsatz, weniger beim Zähnepressen.

Die vier wichtigsten Kaumuskeln und das Kiefergelenk.

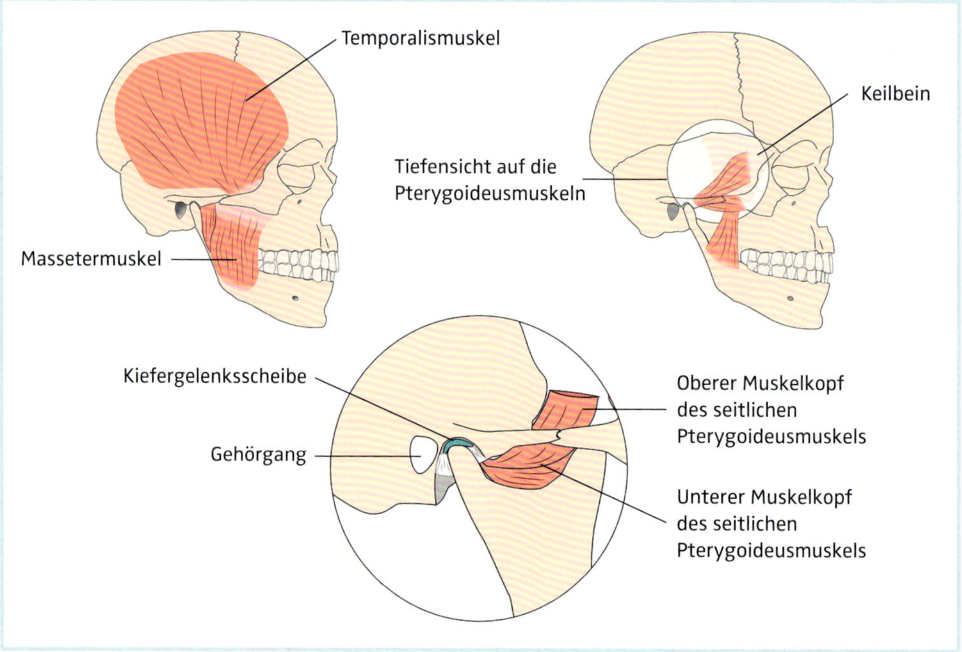

Zahnsubstanz wird vor allem beim Knirschen abgetragen. Es können Haarrisse in den Zähnen entstehen oder kleine Ecken abgebrochen werden. Das ist beim Pressen weniger der Fall. Dafür schadet das Pressen besonders stark der Muskulatur, denn sie wird über ein gesundes Maß hinaus angespannt. Beide Vorgänge können das Kiefergelenk in Mitleidenschaft ziehen.

Da das Kiefergelenk nah am Ohr liegt und beide durch die sogenannte Glaser-Spalte miteinander verbunden sind, werden Schmerzen im Kiefergelenk manchmal mit Schmerzen im Ohr verwechselt. Auch ich selbst hatte vor einigen Jahren diese unangenehmen Schmerzen, in beiden Ohren, ganz tief drinnen. Der HNO-Ärztin zufolge war aber alles in Ordnung. Erst im Rückblick ist mir klar geworden, dass seinerzeit vermutlich meine Kiefergelenke geschmerzt haben. Schön, dass sich das ganz nebenbei erledigt hat, als es mir nach und nach besser ging und ich weniger knirschte. Ganz selten höre ich mein Kiefergelenk knacken, wenn ich den Mund besonders weit öffne. Ein solches Knacken kann zwar eine Folge von Zähneknirschen sein, muss es aber nicht.

Den Masseter unterhalb der Kiefergelenke kannst du übrigens im Spiegel gut erkennen, wenn du die Zähne fest aufeinanderbeißt – bitte mit etwas dazwischen. Auch den Temporalis kannst du dabei gut sehen. Oder du beobachtest diese Muskeln ganz einfach bei anderen, am besten während du beim Mittagessen einem Menschen mit Glatze gegenübersitzt.

!

Teufelskreis: Nächtliches Zähnepressen trainiert die Mundschließermuskeln. Mit kräftigeren Muskeln kannst du noch stärker pressen.

Hypertrophe Muskeln

Beide Muskeln werden durch regelmäßiges Zähnepressen stärker, als sie sein sollten. Dann entsteht ein Teufelskreis: Durch das ständige Pressen werden die Mundschließermuskeln trainiert und wachsen. Dadurch kannst du noch kräftiger pressen und knirschen. So werden die Muskeln noch stärker. Und dann kannst du noch kräftiger pressen und knirschen ... Du erkennst das Problem. Manche Zähnepresser kannst du am gut trainierten, in der

Fachsprache „hypertrophen“ Masseter erkennen. Mein Vater hat mich einmal verwundert angeschaut und gefragt: „Sage mal, hast du Hamsterbacken?“ Vielleicht hätte er mit seinen diagnostischen Augen Zahnarzt werden sollen. Auch ein Wuppertaler Arzt wunderte sich 2012 über die Beule an meiner linken Kopfseite. Ein MRT, das zur Aufklärung der merkwürdigen Verformung gemacht wurde, zeigte meinen viel zu kräftigen linken Masseter. Ob ich vielleicht nachts die Zähne aufeinanderpresse, hat mich leider trotzdem keiner gefragt. Es mussten weitere zwei Jahre vergehen, bis ich durch Wikipedia selbst auf diesen Zusammenhang gekommen bin – ohne MRT.

Enorme Kräfte

Der Masseter ist der stärkste Muskel im menschlichen Körper, zumindest im Verhältnis zu seiner Größe. Unser Schmerzempfinden ist im Schlaf um ein Vielfaches abgesenkt, sodass wir noch bei Schmerzen weiterschlafen können, die uns tagsüber stören würden. Beides zusammen führt dazu, dass beim nächtlichen Bruxismus wahnsinnige Kräfte wirken. Durchschnittliche Knirscher und Presser bringen einen Druck von 100 bis 800 Newton pro Quadratzentimeter Zahnfläche zum Einsatz. Das sind (physikalisch unkorrekt gesagt) 10 bis 80 Kilogramm pro Quadratzentimeter! Profis und Leistungsknirscher schaffen laut einem Positionspapier der Bundeszahnärztekammer sogar 480 Kilogramm pro Quadratzentimeter! Damit können sie eine Aufbissschiene kaputt knirschen.

Schlaf- und Wachbruxismus

Es gibt nicht nur den Schlafbruxismus, das nächtliche Zähneknirschen, sondern es kann auch passieren, dass wir tagsüber die Zähne aufeinanderpressen, besonders in Stresssituationen. Ich beobachte solchen Wachbruxismus in meiner Arbeit als Paarberater immer wieder, wenn ein Partner mit einem Vorschlag oder Vorwurf des anderen nicht einverstanden ist, aber nicht widersprechen möchte. Dann schluckt er seine Antwort herunter, oder anders gesagt: Er beißt die Zähne zusammen.

Zitat aus der S3-Leitlinie

„Anhand des Typs der Muskelaktivität sind zu unterscheiden:

- tonischer Bruxismus = Muskelkontraktionen > 2 s;
- phasischer Bruxismus = kurze, repetitive Kontraktionen der Kaumuskulatur mit mehr als 3 Muskelaktivitäten im Elektromyogramm von 0,25 bis 2 s Dauer;
- eine Kombination aus beidem.

Der [Wachbruxismus] ist eher geprägt von tonischen Muskelkontraktionen, während der [Schlafbruxismus] zu 90 % phasische oder kombiniert tonisch-phasische Kontraktionen aufweist." (S. 10)

In anderen Worten: Am Tag pressen Betroffene eher die Zähne zusammen, und zwar für zwei Sekunden und länger (tonischer Bruxismus). In der Nacht gibt es beim Knirschen (und Pressen) oft schnellere kurze Muskelanspannungen direkt hintereinander (phasischer Bruxismus).

Ab- oder aufsteigende CMD

Falls bei dir zusätzlich zum Bruxismus eine CMD vorliegt, kann es sich um eine ab- oder eine aufsteigende CMD handeln. Bei einer absteigenden CMD liegt die Ursache im Schädel-Kiefer-Bereich und das Problem wirkt sich nach unten hin aus. Zum Beispiel werden Fehlstellungen des Unterkiefers oder des Atlaswirbels – das ist der oberste Halswirbel – möglicherweise über die Wirbelsäule hinweg vom Körper so gut wie möglich ausgeglichen, führen zu einem Beckenschiefstand und dadurch sogar zu einer Beinlängendifferenz. Vereinfacht gesagt, tun dir dann die Knie weh, weil du mit den Zähnen knirschst.

!

Eine Kieferfehlfunktion kann eine Beinlängendifferenz auslösen.

Bei einer aufsteigenden CMD ist es genau umgekehrt. Es gibt ein Problem weiter unten im Körper, sagen wir eine Verdrehung am unteren Ende der Wirbelsäule, und zur Erhaltung seiner Funktionsfähigkeit gleicht der Körper dieses Problem über die gesamte Wirbelsäule nach oben hin aus. Als unangenehme Nebenwirkung kann es dabei zu Fehlfunktionen im Schädel-Kiefer-System kommen, also zu einer CMD.

!

Bei einer aufsteigenden oder absteigenden CMD sollten die aufgetretenen Probleme in allen betroffenen Körperregionen behandelt werden.

Bei der Behandlung ist die Unterscheidung von aufsteigender und absteigender CMD wichtig, damit man das Übel bei den Wurzeln packen kann. Ich bin in einer Facebook-Selbsthilfegruppe und dort erzählte eine Betroffene, wie sie nach einem Knacken und kurzen Schmerz im Beckenbereich plötzlich keine Kiefergelenksschmerzen mehr hatte. Ein paar Tage später kam es erneut zu Problemen im Beckenbereich und daraufhin auch wieder zu Schmerzen im Kiefergelenk. Das klingt nach einer aufsteigenden CMD. Wenn das stimmt, tut die Betroffene gut daran, die Fehlfunktion im Beckenbereich in Ordnung zu bringen. Der Kieferbereich wird davon profitieren.

Woran kann man eine CMD erkennen?

Ich habe mittlerweile einige Listen und Tabellen mit möglichen Symptomen von Bruxismus und CMD gesehen. Ich kann sie grob in einem einzigen Satz zusammenfassen: Wenn dir irgendwo an deinem Körper irgendetwas ohne offensichtliche Ursache wehtut oder wenn irgendwo an deinem Körper etwas nicht richtig funktioniert, dann könnte das ein Symptom von Bruxismus oder CMD sein.

Zugegeben, der Satz ist sehr pauschal gehalten. Es ist aber etwas dran: Tinnitus, Beinlängendifferenz, Kopfschmerzen, Flimmern vor den Augen, Beckenschiefstand, Schlafstörungen, Rückenschmerzen – all das und noch viel mehr kann durch eine Fehlfunktion des Schädel-Kiefer-Systems hervorgerufen werden. Noch länger wird die Liste der Symptome, wenn man die Folgesymptome der Symptome hinzunimmt. Eine CMD kann zum Beispiel zu Schlafstörungen führen. Folgesymptome von Schlafstörungen können eine Anfälligkeit für Infekte, Verdauungsprobleme und sogar Depressionen sein.

Deshalb würde dir eine lange Liste mit möglichen Folgeerscheinungen an dieser Stelle kaum weiterhelfen. Du wirst bei der weiteren Lektüre dieses Buchs noch vielen Symptomen begegnen und kannst für dich prüfen, ob sie bei dir auftreten. Die wichtigsten Anzeichen für Zähnepressen und -knirschen hast du oben bereits kennengelernt. Daher möchte ich nur einige wenige typische Hinweise auf eine CMD nennen. Ich teile sie in vier Kategorien ein, inspiriert von Stefanie Kapps Kieferwissen-Podcastfolge „CMD – Der neueste Stand" vom 9. Oktober 2019.

!

Aufgrund ihrer Vielseitigkeit wird die CMD als das „Chamäleon" der Erkrankungen und als „großer Betrüger" bezeichnet.

Schmerzen

Das Zähneknirschen und vor allem das Zähnepressen kann Schmerzen in der Kaumuskulatur hervorrufen, etwa im Masseter im hinteren Wangenbereich oder im Temporalis an den Schläfen. Ebenso können die Kiefergelenke aufgrund einer Fehlfunktion oder Überlastung wehtun. Eine häufige Folge von Bruxismus und CMD sind unterschiedliche Arten von Kopf-, Nacken-, Schulter- und Rückenschmerzen. Und auch dann, wenn dein Zahnarzt keine Erklärung für deine Zahnschmerzen findet, solltet ihr an eine mögliche Fehlfunktion des Schädel-Kiefer-Systems denken.

Statement der S3-Leitlinie

„Bruxismus und Schmerzen in der Kaumuskulatur, schmerzhafte Dysfunktionen der Kiefergelenke und Kopfschmerzen können zusammenhängen." (S. 43)

Missempfindungen

Nicht alles, was unangenehm ist, ist gleich ein Schmerz. Ein sogenanntes Globusgefühl vermittelt den Eindruck, da wäre ein Kloß im Hals. Die Kiefergelenke können stechen oder brennen. Eine Missempfindung im weiteren Sinn ist es auch, wenn du morgens erschöpfter aufwachst, als du abends eingeschlafen bist.

Bewegungseinschränkungen

Möglicherweise kannst du eine der drei wichtigen Kiefergelenksbewegungen nicht problemfrei machen: Du kannst Schwierigkeiten haben:

- beim Öffnen und Schließen des Munds,
- bei der Seitwärtsbewegung des Unterkiefers nach links oder rechts oder
- beim Vor- und Zurückschieben des Unterkiefers.

Das Gleiche gilt für alle Kombinationen dieser drei Bewegungsarten, zum Beispiel für das Kreisen mit dem geöffneten Unterkiefer. Weitere Bewegungseinschränkungen können bei der Kopfdrehung zur Seite sowie im Rücken oder Becken auftreten.

Geräusche

Viele CMD-Patienten hören bei bestimmten Unterkieferbewegungen ein Knacken oder Reiben im Kiefergelenk.

Onlinetest

Eine Übersicht über kostenfreie CMD-Selbsttests findest du unter https://schluss-mit-zaehneknirschen.de/cmd-tests/

Warum sind so viele Menschen betroffen?

Die Meinungen der Experten gehen weit auseinander. Manchmal lese ich von 20 Prozent Knirscherquote in Deutschland, manchmal von 60 Prozent. Wer da nun Recht hat, kann ich nicht beurteilen. Aber aus meiner persönlichen Erfahrung kann ich sagen: Wann immer ich von meinem Buchprojekt zum Zähneknirschen erzähle, outet sich ungefähr die Hälfte der Leute als Betroffene. Darum behaupte ich einfach mal so, dass jeder zweite Deutsche Bruxismus aus eigener Erfahrung kennt. Das ist eine ganze Menge und muss Gründe haben. Oder kann es sein, dass wir die Evolution seit hunderttausenden von Jahren mit aufeinandergepressten Zähnen überlebt haben? Das will ich zwar nicht ausschließen, aber normalerweise sortiert die Evolution alles aus, was dysfunktional ist.

Ist Bruxismus eine Zivilisationskrankheit?

Demnach gibt es zwei Möglichkeiten: Entweder ist Bruxismus gar nichts Schlimmes, sondern hat eine Funktion. Oder aber etwas läuft schief in unserer Gesellschaft. Der US-amerikanische Evolutionsforscher Daniel E. Lieberman spricht in seinem Buch „Unser Körper: Geschichte, Gegenwart und Zukunft“ von Zivilisationskrankheiten. Solche Krankheiten kommen in der westlichen „zivilisierten“ Welt sehr häufig vor, sind aber in Jäger- und Sammlerkulturen so gut wie gar nicht zu finden. Dazu gehören zum Beispiel Diabetes Typ 2, Krebs und Depression. Sie hängen mit unserem Lebensumfeld und unserem Lebensstil zusammen. So wird Diabetes durch stark zuckerhaltige Lebensmittel in Kombination mit zu wenig Bewegung begünstigt. Die Zahl der Depressiven steigt durch die Vereinsamung in modernen Großstädten. Obwohl wir mit zahllosen anderen Menschen auf engem Raum zusammenleben, zieht sich jeder in seine eigene Wohnung zurück. In der psychologischen Beratung habe ich immer wieder Klienten, die in einer großen Stadt leben und trotzdem – oder gerade deshalb – keine Freunde finden. Das erhöht das Risiko von Depression. Demgegenüber sind Menschen in Jäger- und Sammlerkulturen fast gar nicht allein, sondern haben immer andere Menschen um sich herum. Und weil das nicht zehntausend andere sind, sondern vielleicht fünfzig, entstehen dort auch dauerhafte persönliche Beziehungen. Es gibt eine gute Chance auf Freundschaften, denn man ist aufeinander angewiesen. Anders als in modernen Großstädten.

!

Dem BruxApp-Gründer Alessandro Bracci zufolge ist Zähneknirschen in den letzten drei Jahrzehnten zur Epidemie geworden.

Leider bespricht Daniel Lieberman in seinem Buch zwar Diabetes und Krebs, aber ich finde nichts über Bruxismus oder CMD. Wenn ich herausfinden kann, wie viele Menschen in Jäger- und Sammlerkulturen mit den Zähnen knirschen, dann habe ich einen wichtigen Hinweis darauf, ob es sich bei Bruxismus um eine Zivilisationskrankheit handelt oder nicht. Doch Informationen zum Bruxismus bei Jägern und Sammlern habe ich bis heute trotz Recherche nicht gefunden. (Falls du etwas dazu weißt, schreib mir bitte.) Dem BruxApp-Gründer Alessandro Bracci zufolge ist Zähneknirschen erst in den letzten drei Jahrzehnten zur Epidemie geworden. Es könnte sich demnach sogar um eine sehr junge Zivilisationskrankheit handeln.

Oder hat Zähneknirschen eine Funktion?

Sollte Bruxismus jedoch ein jahrtausendealtes Phänomen sein, dann stellt sich die Frage: Gibt es irgendeinen erkennbaren Nutzen des Knirschens und Pressens? Auf diese Frage ist mir die erste Antwort zunächst wiederum bei Wikipedia begegnet. Dort steht, dass Bruxismus bei Kindern in einem gewissen Maß normal sei. Er sorge dafür, die Zähne so aneinander abzuschleifen, dass sie perfekt aufeinanderpassen und der heranwachsende Mensch über einen optimalen Biss verfügt. Aber im September 2018 steht über dem fraglichen Abschnitt bei Wikipedia außerdem: „Dieser Artikel oder nachfolgende Abschnitt ist nicht hinreichend mit Belegen (beispielsweise Einzelnachweisen) ausgestattet.“ Diese These ist also umstritten.

Interessant ist der Gedanke dennoch. Kann es sein, dass unser Körper sich einen idealen Biss erknirschen will? Dazu passt die Annahme, dass Probleme in der Okklusion, also im Aufeinanderbeißen der Zähne, eine Ursache von Bruxismus sein können. Die klassischen Knirscherschienen sollen deshalb für einen gleichmäßigen Aufbiss sorgen. Manche aufwändige zahnärztliche CMD-Therapie beseitigt Unebenheiten in der Okklusion durch Kronen, Brücken und zur Not auch durch Abschleifen von Zähnen.

Zumindest mit Blick auf die ganz Kleinen scheint die These zu stimmen, dass wir uns den optimalen Biss erknirschen. So schreibt die Hildesheimer Logopädie-Professorin Ulla Beushausen in ihrem gründlich recherchierten Buch „Wenn die Zähne knirschen“: „Kleine Kinder knirschen, sobald die ersten Zähne da sind. In den ersten Lebensmonaten bis hin zum dritten Lebensjahr ist Bruxismus ein ganz normales Entwicklungsphänomen.“

Zahnarzt Dr. Dietmar Konstantiniuk benannte in einem meiner Bruxismus-Onlineseminare zwei typische Phasen mit Zähneknirschen: Wenn Säuglinge zahnen und beim Zahnwechsel von Kindern ab etwa 8 Jahren. Das Kausystem stellt sich auf die neue Situation ein.

Eine ganz andere Idee zur Funktion des Knirschens bringt der japanische Bruxismusforscher Dr. Sadao Sato ins Spiel: Zähneknirschen und -pressen dienen nach seiner Theorie dem Stressabbau. So hatten gestresste Affen weniger Stresshormone im Blut, wenn sie auf einem Stock kauten. Ich habe das bei Stress ausprobiert und mit hoher Beißfrequenz auf einer Karotte herumgekaut. Zumindest subjektiv ist mein Stresslevel dabei tatsächlich gesunken.

Zwei weitere sinnvolle Aufgaben von Bruxismus könnten nach den S3-Leitlinien bei Betroffenen von Reflux und von

!

Zähneknirschen kann Stresshormone abbauen, bei schlafbezogenen Atemstörungen den Rachenraum öffnen und bei Reflux die aufsteigende Magensäure durch erhöhte Speichelbildung verdünnen.

schlafbezogenen Atmungsstörungen eine Rolle spielen. Wenn aufgrund von Reflux Magensäure durch die Speiseröhre nach oben steigt, dann ist das schädlich. Den Schaden kann unser Körper möglicherweise dadurch einschränken, dass er beim Zähneknirschen Speichel produziert. Der Speichel verdünnt die Magensäure und macht sie weniger aggressiv. Bei schlafbezogenen Atemstörungen kann Bruxismus eine sinnvolle Funktion haben, indem er den Rachenraum öffnet und die oberen Atemwege offenhält.

Doch selbst wenn das Knirschen und Pressen einige natürliche Funktionen haben könnte: Viele Menschen leiden massiv unter ihrem Bruxismus. Da kann etwas nicht stimmen. Deshalb behaupte ich: Bruxismus ist eine Zivilisationskrankheit. In geringer Dosis mag Zähneknirschen und -pressen auf die ein oder andere Art und Weise hilfreich sein, aber häufiges und intensives Knirschen und Pressen hat zu viele zu heftige negative Wirkungen, als dass ich darin eine natürliche Funktion sehen könnte. Ich vermute daher, dass unser moderner Lebensstil uns knirschen lässt. Wenn das stimmt, dann – so meine These – leiden Jäger und Sammler im Umkehrschluss nur selten unter Bruxismus. Vielleicht kann ich das eines Tages belegen.

In den folgenden Kapiteln gehe ich auf Spurensuche und erwäge mögliche Ursachen für die Zivilisationskrankheit Bruxismus. Dabei benenne ich für jede Ursache Lösungsideen. Folgende Risikofaktoren möchte ich nur kurz erwähnen:

- Manche Studien deuten auf eine mögliche genetische Veranlagung als Risikofaktor für Bruxismus hin.
- Reflux und Sodbrennen könnten den Körper aus dem oben beschriebenen Grund möglicherweise zum Zähneknirschen als Schutzreaktion bewegen: Der beim Knirschen vermehrt gebildete Speichel verdünnt die Magensäure, die beim Reflux die Speiseröhre aufsteigt. Dadurch ist die Magensäure weniger schädlich und das Sodbrennen nimmt ab.

- Nervöse Ticks wie das Kauen an den Fingernägeln, Lippen oder Bleistiften werden als bruxismusbegünstigende Faktoren diskutiert. Der Zusammenhang ist nicht ganz klar. Ich stelle ihn mir so vor: Wer in nervöser bis gestresster Stimmung auf einem Stift herumkaut, der gewöhnt sich an, Stress über Kaubewegungen abzubauen. Und genau das passiert beim Zähneknirschen.
- Zu Nikotin sagt die S3-Leitlinie: „Studien konnten eine dosisabhängige Beziehung zwischen Rauchen und Bruxismus aufzeigen. Rauchen ist mit einem 1,6- bis 2,85-fachen Risiko für Bruxismus verbunden. Selbst Passivrauchen konnte bei Kindern als Risikofaktor für Bruxismus identifiziert werden."
- Laut S3-Leitlinie aktiviert auch Alkohol die Aktivität des Massetermuskels.
- Kaffee wirkt fast wie Alkohol. Allerdings musst du dafür mehr als acht Tassen am Tag trinken.

!

Tabak, Alkohol, Koffein, Drogen, Medikamente, eine genetische Veranlagung, Reflux, Sodbrennen und nervöse Ticks sind nur ein Teil der diskutierten Risikofaktoren für Bruxismus.

Wenn die Zähne sich nicht treffen – die Aufbiss-Hypothese

Eine viel diskutierte mögliche Ursache für Bruxismus ist ein ungleichmäßiger Aufbiss. Grob vereinfacht kann man es sich so ähnlich vorstellen wie das Kauen an Fingernägeln oder das Knibbeln an der Haut um die Fingernägel herum. Wer das tut, fährt nicht selten gewohnheitsmäßig mit einem Finger über die anderen. Wenn er dabei eine Stelle findet, an der ein klitzekleiner Hautfetzen absteht oder ein Nagel eine kleine Kerbe aufweist, dann stört ihn das und er knibbelt oder kaut es weg – in den meisten Fällen ganz automatisch und ohne darüber nachzudenken. So ähnlich kann es bei Unebenheiten im Mund auch sein. Die Annahme, solche Unebenheiten würden zu Zähneknirschen führen, gehört allerdings mehr und mehr der Vergangenheit an:

Statements der S3-Leitlinie

„Die Auswertung der Literatur stützt die These nicht, dass bestimmte okklusale Parameter Bruxismus auslösen oder unterhalten können.“ (S. 49)

„Bestimmte okklusale Parameter scheinen in Kombination mit Bruxismus ein Risiko für CMD zu sein.“ (S. 50)

In meinen Worten: Nach aktuellem Forschungsstand ist ein schlechter Aufbiss keine Ursache für Zähneknirschen und -pressen. Kommt aber ein schlechter Aufbiss zum Zähneknirschen oder -pressen hinzu, kann er eine Fehlfunktion des Schädel-Kiefer-Systems mitverursachen.

Okklusion: Der perfekte Biss

Wenn die Flächen der Mahl- und Backenzähne von Ober- und Unterkiefer bei einem normalen Kieferschluss ziemlich gleichmäßig und gleichzeitig aufeinandertreffen, dann ist das ein idealer oder besser funktionaler Aufbiss: So kann man gut kauen. Ist der Aufbiss, in der Fachsprache die Okklusion, hingegen gestört, spricht man von einer Malokklusion, also einem schlechten Aufbiss. Dann kann es sein, dass Zähne sich leicht versetzt treffen oder die rechte Zahnreihe schon geschlossen ist, während die linke Zahnreihe noch deutliche Lücken aufweist. Eine Malokklusion beginnt aber nicht erst dann, wenn sie mit bloßem Auge wahrzunehmen ist. Schon kleinere Abweichungen können uns bewusst oder unbewusst stören. Da unser Mund eine besonders sensible Körperregion ist, können wir bereits Unterschiede von 0,01 Millimetern beim Aufbiss wahrnehmen.

Das menschliche Gebiss

(Abbildung auf übernächster Seite)

Die 32 Zähne eines erwachsenen Menschen spielen nicht nur bei der Nahrungszerkleinerung eine Rolle, sondern auch beim Sprechen und bei der Ausformung des Gesichts. Beim Kauvorgang erfüllt jeder Zahn eine spezielle Funktion:

Die jeweils vier **Schneidezähne** oben und unten sind die vordersten Zähne unseres Gebisses und damit die ersten Zähne, die mit Nahrung in Kontakt kommen. Du versenkst sie zum Beispiel in einen Apfel und beißt mit Unterstützung der Eckzähne ein Stück ab. Damit die Schneidezähne dich mit möglichst genauen Informationen über das abgebissene Stück Apfel versorgen können, sind sie mit vielen Nerven ausgestattet und besonders sensibel. So bemerkst du es sofort, wenn du eine faule und somit ungewöhnliche weiche Stelle erwischt hast. Jeder Schneidezahn hat nur eine Wurzel und ist nicht dafür gemacht, großen Druck auszuüben. Wenn du deine Schneidezähne aufeinanderbeißt, wirst du das vorsichtig tun. In der Bruxismusbehandlung macht sich die sogenannte Jig-Schiene diesen Effekt zunutze. Sie wird nur zwischen den Schneidezähnen eingesetzt und kann als Kurzzeithilfe für ein paar Nächte dazu beitragen, dass sich die Kaumuskulatur beim nächtlichen Zähnepressen nicht so stark anspannt. Wird sie länger eingesetzt, hat sie aber starke unerwünschte Auswirkungen auf die Zahnstellung.

Neben den Schneidezähnen befinden sich die **Eckzähne.** Vor langer Zeit waren ihre Vorfahren die Reißzähne, die wir von vielen Tieren kennen. Aufgrund dieser Abstammung sind sie stabil verankert. Von den menschlichen Zähnen haben sie die längste Wurzel und können kraftvoll abbeißen. Manche nächtlichen Zähneknirscher schieben sie so stark seitlich gegeneinander, dass an den Spitzen der Eckzähne Zahnsubstanz abgetragen wird.

Die **Backen- und Mahlzähne** sind für das kraftvolle Zerkleinern von Nahrung verantwortlich. Sie können viel Druck ausüben. Vor allem sie sind es, die von Bruxisten in der Nacht oder am Tag ▸▸

unter starker Anspannung der Mundschließermuskeln aufeinandergepresst werden.

Für Bruxisten steht als Soforthilfe der Aqualizer zur Verfügung, dessen kleine Wasserkissen zwischen die hinteren Mahlzähne zu liegen kommen. Beim nächtlichen Zähnepressen dämpfen sie den Druck und am Tag machen sie ihren Träger auf unbewusstes Zähnepressen aufmerksam. Deutlich abzuraten ist vom Abschleifen der hinteren Mahlzähne mit der Idee, die Kraftausübung beim Bruxismus zu verringern. So hat es ein Zahnarzt bei mir gemacht. Dazu mehr im zweiten Buchteil.

Die **Weisheitszähne** oder dritten Mahlzähne kommen später als die anderen Zähne. Häufig ist für sie kein Platz mehr im Kiefer. Es besteht die Gefahr, dass sie die anderen Zähne seitlich zusammendrücken und Entzündungen verursachen, weshalb sie operativ entfernt werden. Nach einer solchen Operation sollte Physiotherapie eingesetzt werden, um Kieferfehlfunktionen vorzubeugen.

Für alle Zähne gilt: Sie sind nicht dafür gemacht, direkt aufeinanderzubeißen. Beim Kauen befindet sich Speisebrei dazwischen. Die Zähne berühren sich kurz beim Schlucken, aber ansonsten befindet sich der Unterkiefer idealerweise in der sogenannten Ruheschwebe. Dabei gibt es keinen Kontakt zwischen der oberen und unteren Zahnreihe. Die Zungenspitze liegt entspannt hinter den Schneidezähnen am Gaumen.

Beim Bruxismus ist das anders. Die Zähne werden mit großer Kraft direkt gegeneinandergedrückt und beschädigen sich gegenseitig. Im Lauf der Zeit kommt es zur sogenannten Attrition, das heißt es wird Zahnsubstanz abgetragen. Die ungehemmte Krafteinwirkung kann zusätzlich Nerven und Blutgefäße in Mitleidenschaft ziehen.

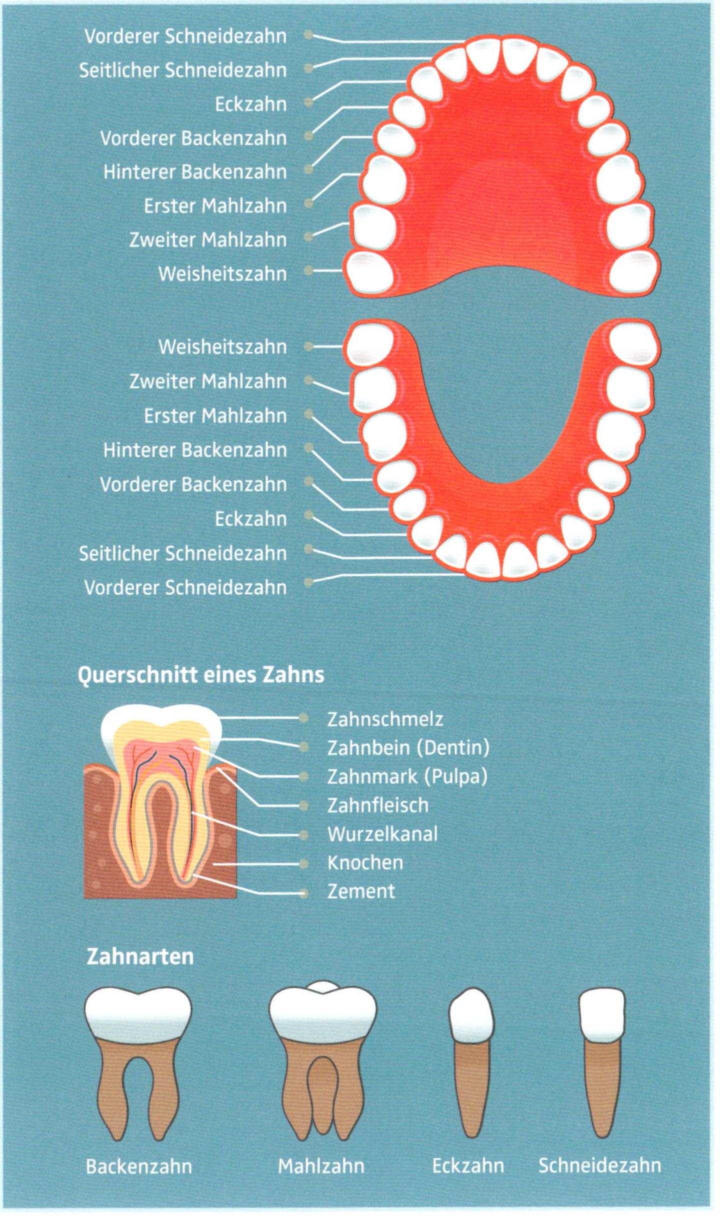

Das Gebiss des Menschen. Querschnitt eines Zahns und Zahnarten.

Was 0,1 mm anrichten können

Ich zitiere die Logopädieprofessorin Ulla Beushausen in „Wenn die Zähne knirschen“ (S. 15) : „Experimentelle Zahnerhöhungen um 0,1 mm bewirkten in einer Studie verkürzte Tiefschlafphasen, erhöhte Adrenalinausschüttungen und verlängerte Atemstillstandzeiten während des Schlafes. Die Kaumuskulatur zeigte bereits nach wenigen Tagen einen erhöhten Muskeltonus.“

0,1 Millimeter! Das ist fast nichts. Ich persönlich habe ein Vielfaches davon zu bieten. Wenn schon so kleine Unebenheiten Bruxismus auslösen können, dann ist eine feine Anpassung von Zahnschienen auf den Patientenmund enorm wichtig. Allerdings gab es auch andere Studien, die den Zusammenhang von Malokklusion und Bruxismus nicht bestätigt haben.

Zwischen dem Gelenkkopf und der Gelenkgrube befindet sich eine kleine Scheibe, der Diskus. Es kann sein, dass das Zusammenspiel von Gelenkkopf und Scheibe nicht störungsfrei funktioniert.

Mögliche Ursachen für einen unebenen Aufbiss

Unebenheiten im Aufbiss können durch Zahnfehlstellungen oder Schäden an den Zähnen entstehen. Auch eine Störung in den Kiefergelenken kann der Grund sein. Für einen im wahrsten Sinn des Wortes reibungslosen Ablauf müssen das linke und rechte Kiefergelenk synchron zusammenwirken. Das ist einzigartig im menschlichen Körper. Zwischen dem Gelenkkopf und der Ge-

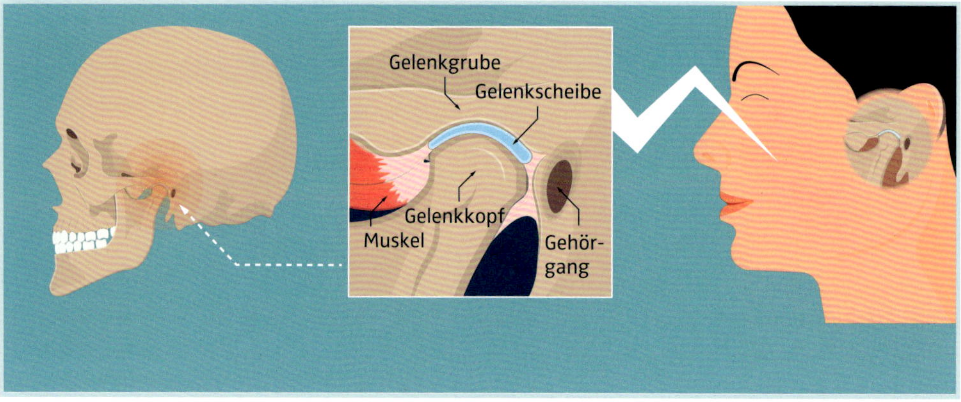

lenkgrube befindet sich eine kleine Scheibe, der sogenannte Diskus. Auf dieser Scheibe gleitet der Gelenkkopf. Eine mögliche Störung eines Kiefergelenks besteht darin, dass das Zusammenspiel von Gelenkkopf und Scheibe nicht störungsfrei funktioniert. Dann springt beispielsweise beim Nachvornschieben des Unterkiefers der Gelenkkopf vom Diskus und erzeugt dabei das berühmte Knacken. Oder ein Gelenkkopf wird bei einem Unfall durch einen plötzlichen Aufprall so tief in die Gelenkgrube hineingedrückt, dass danach ein oder sogar beide Kiefergelenke blockiert sind und sich der Mund nicht mehr so weit öffnen lässt wie zuvor.

Solche und andere Störungen beeinträchtigen die Funktion der Kiefergelenke. Diese steuern dann den Unterkiefer möglicherweise falsch und zerren ihn zum Beispiel zu weit nach rechts. Dann treffen sämtliche Zähne nicht mehr ideal aufeinander, sondern die unteren Zähne sind bei der Okklusion etwas weiter rechts als die oberen.

Bewusst oder unbewusst wollen wir gegensteuern. Mit muskulärer Anstrengung versuchen wir, den Unterkiefer so zu positionieren, dass wir vernünftig damit kauen können. Die Kaumuskeln gewöhnen sich an die Fehlstellung und wachsen oder verhärten sich entsprechend – und schon ist eine CMD mit Kiefergelenksstörungen und einseitig verhärteten Kaumuskeln entstanden, die bei den meisten Menschen weitere Symptome auslöst.

Ist Zahnersatz schädlich?

Ich sage es ungern: Auch zahnärztliche Eingriffe können Unebenheiten beim Aufbiss verursachen und dadurch im Lauf der Zeit eine Schädel-Kiefer-Fehlfunktion hervorrufen. Ein Beispiel dafür ist Dorothee, die wir später noch genauer kennenlernen. Aufgrund ihrer Zahnprothesen trafen die Ober- und Unterkieferzähne rechts früher aufeinander als links, eine wunderschöne

Malokklusion. Brücken, Kronen und andere Arten von Zahnersatz können zum Zähneknirschen führen, wenn sie nicht perfekt angepasst sind.

Da ich in diesem Buch an keiner anderen Stelle näher auf Zahnersatz eingehe, möchte ich auf zwei besondere Gefahren im Zusammenhang von Zähneknirschen hinweisen:

1. Unsere Zähne müssen lange halten und nutzen sich normalerweise nur langsam ab, denn sie sind das härteste Material in unserem Körper. Aber sie werden manchmal getoppt von ... richtig, Zahnersatz. Keramik beispielsweise ist enorm hart und wird genau aus diesem Grund für Zahnersatz verwendet. Im Unterschied zu manchen Kompositfüllungen (verstärkter Kunststoff) zeigt Keramik weniger Abnutzungserscheinungen. Doch wer zeigt dafür mehr Abnutzungserscheinungen als üblich? Richtig, der gegenüberliegende natürliche Zahn. Zumindest bei ungehemmten Knirschern und Pressern muss dieser Zahn nun unter hohem Druck der Kaumuskulatur der harten Keramik standhalten. Doch das kann er nicht.
2. Implantate werden in der Regel mit einer Schraube im Kieferknochen befestigt. Um die Folgen für Bruxisten abzuschätzen, hilft eine kurze Erinnerung an deinen Physikunterricht: Was ist eine Hebelwirkung? Genau, bei einem Hebel, sagen wir dem Stiel eines im Boden steckenden Spatens, brauchst du für die gleiche Wirkung an der Spitze unterschiedlich viel Kraft – je nach Hebel. Fasst du den Spaten ganz unten in der Nähe der Schaufel an, betätigst du einen kurzen Hebel und brauchst ziemlich viel Kraft. Deswegen macht das keiner so. Du fasst den Spaten ganz oben an, um von der verstärkenden Wirkung eines langen Hebels zu profitieren. Leider ist ein künstlicher Zahn, der mit einer Schraube im Knochen befestigt ist, beim Knirschen nichts anderes als ein Hebel. Schon an der Zahnoberfläche muss er starke Kraft aushalten, wenn ein anderer Zahn seitlich gegen ihn drückt. Doch noch viel stärker ist die Krafteinwirkung auf den Knochen. Denn der Druck

von der Zahnoberfläche wird mit Hebelwirkung, also noch einmal verstärkt, über die Schraube an den Knochen weitergegeben. Das ist Mechanik, und zwar eine Mechanik, die Knochenschäden hervorrufen kann.

Also weg mit allen Arten von Zahnersatz, Brücken und Kronen? Das ist leider auch keine Lösung, denn gleichmäßig wird dein Aufbiss davon nicht. Wenn ein Zahn fehlt, ist sein Gegenüber allein. Er hat keinen Gegenspieler mehr. Der Druck im Mund verteilt sich ungleichmäßig und es kann zu einer sogenannten Elongation kommen, dem Weiterherauswachsen des einsamen Zahns ohne Gegenüber.

Zusammenfassende Einschätzung: Wie wichtig ist Malokklusion als Knirschursache?
Der unebene Aufbiss ist in der Vergangenheit als wichtigster Auslöser von Bruxismus gesehen worden. Die Mehrheit der wissenschaftlichen Studien konnte diesen Zusammenhang aber nicht bestätigen.

Lost Wisdom – die Weisheitszahn-Hypothese

Ein erwachsener Mensch hat „serienmäßig" 32 Zähne, jeweils acht in jedem Quadranten. Der achte, hinterste Zahn lässt sich in der Regel Zeit, bis er in Erscheinung tritt. Diese Reservezähne für das Alter werden als Weisheitszähne bezeichnet, denn man kann sie nur bei Leuten sehen, die schon etwas Lebenserfahrung und damit hoffentlich Weisheit gesammelt haben. Bei meiner Schwiegermutter zum Beispiel hat zusammen mit jedem ihrer vier Kinder jeweils auch ein Weisheitszahn das Licht der Welt erblickt. Meine eigenen Weisheitszähne kamen hingegen einfach so und ich musste dafür nicht erst jemanden gebären. Wie praktisch.

Serienausstattung mit Problemen?

Die Natur hat uns jedenfalls mit Weisheitszähnen ausgestattet. Meine Grundannahme ist: Eine serienmäßige Ausstattung hat meistens einen Sinn. Sonst hätte sie sich im Lauf der Zeit nicht durchgesetzt. Leider macht diese serienmäßige Ausstattung ziemlich oft Probleme und wird deshalb serienmäßig entfernt. So auch bei mir: Eines Tages sagte der Zahnarzt, die Weisheitszähne solle ich lieber entfernen lassen. Sonst würden sie die anderen Zähne zunehmend zusammenquetschen und das könnte einige Probleme und Schmerzen mit sich bringen. Weisheitszähne nehmen also zu viel Platz weg. Das ist der häufigste mir bekannte Grund für das Entfernen unserer hintersten Beißerchen. Wie kann das sein? Hat sich Mutter Natur bei unserer Grundausstattung einen groben Schnitzer erlaubt?

Kiefer zu klein?

Weisheitszähne nehmen nur dann zu viel Platz weg, wenn der Kiefer zu klein ist. Klingt logisch? Ist logisch. In einem größeren

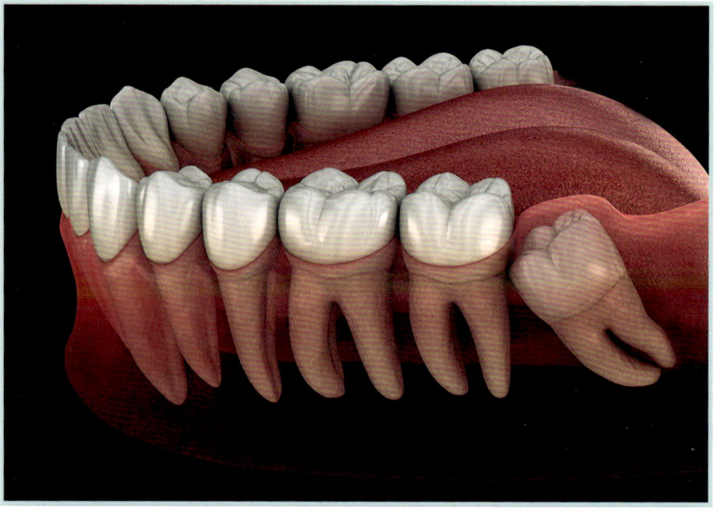

Der Weisheitszahn kommt später als die anderen Zähne und bereitet manchmal Probleme.

Kiefer haben auch mehr Zähne Platz. Dass aber unser Kiefer nicht groß genug wird, könnte an unseren Essgewohnheiten liegen. Wir essen nämlich kaum noch etwas, bei dem wir wirklich kräftig zubeißen müssen. Das meiste Essen ist schön weich: Brötchen, Chicken Nuggets oder Currywurst mit Pommes. Da muss man nicht kräftig kauen. Der Vorteil liegt auf der Hand: Wenn wir das Essen weniger kauen müssen, dann ist das angenehmer für uns und wir sparen Zeit. Wenn du das nicht glaubst, mach einmal ein Wettessen mit einem Rohkostfan. Du isst dein normales Essen und er soll eine vergleichbare Menge an Rohkost zu sich nehmen. Wenn du nach deinem Essen einen gemütlichen Spaziergang machst und entspannt zurückkommst, knabbert der Rohköstler immer noch am Kohlrabi. Ein Freund von mir hat ein paar Wochen nur Rohkost gegessen, weil er im Unterschied zu mir davon überzeugt war, dass das gesund sei. Seine Überzeugung hat er nicht aufgegeben, das Rohkostessen schon. Er hatte einfach nicht genug Zeit zum Kauen.

Ernährung im Kindesalter

Kann es sinnvoll sein, Kindern neben Nudeln mit Tomatensoße von Zeit zu Zeit härtere Nahrung zum Beißen zu geben? Manches spricht dafür. Und das könnte sogar schon die Beikost für Babys betreffen. Der Kinderarzt und Evolutionsfan Herbert Renz-Polster schreibt in „Kinder verstehen. Born to be wild“ dazu: „Aus Skelettfunden wurde abgeleitet, dass die evolutionäre Beikost gröber war als heute üblich – Fehlbisse und andere Fehlstellungen der Kieferknochen werden nämlich erst seit dem 17. Jahrhundert häufiger beobachtet. Dies könnte in der Tat mit der kleinkindlichen Kost zusammenhängen, schließlich ist es der Muskelzug beim Kauen, der den Kiefer formt und die Stellung von Ober- und Unterkiefer bestimmt.“ Und ein paar Seiten weiter: „Auch die Sorge der Zahnärzte, dass bei immer mehr Kindern der Kiefer zu schwach entwickelt ist, um genug Platz für die Zähnchen zu haben, spricht gegen den Brei als Standardmenü. Natürlich muss man am Anfang ein bisschen helfen und die Nahrung klein machen, aber im Grunde sind die Kleinen von Natur aus gerüstet, zusätzlich zu den Brustmahlzeiten das zu essen, was der Bruder, die Schwester und die Eltern auch essen – eine besondere Babyküche dürfte am Lagerfeuer nicht eingerichtet gewesen sein."

!

Hartes Essen fördert die Entwicklung von Kiefer und Kaumuskulatur.

Dieser Gedanke klingt für mich plausibel. Der Körper reagiert auf Anforderungen: Jäger und Sammler haben sicherlich Härteres zu beißen als wir „Zivilisierten". Auch unsere Vorfahren mussten in unserer Evolutionsgeschichte immer wieder auf Knollen und Wurzeln kauen. Nicht zuletzt deshalb ist es für mich plausibel, dass zu viel weiches Essen ungünstig für die Entwicklung von Kiefer und Kaumuskulatur sein könnte.

Andererseits ist unsere Schnauze im Verlauf der Jahrhunderttausende immer kleiner geworden, weil wir uns zunehmend auf hochwertige und zubereitete Nahrung spezialisiert haben. Auch das ist Evolution: Je hochwertiger unsere Nahrung wurde und je mehr wir sie zubereitet haben, desto weniger mussten wir kauen und desto mehr wurde unsere Schnauze zu einem Mund.

Einen Zusammenhang zwischen Ernährung und Kiefergröße beschreiben ebenfalls die bekannten, wenn auch umstrittenen Therapeuten Liebscher & Bracht in ihrem Ratgeber zur Selbstbehandlung von Kieferschmerzen. Noch einen Schritt weiter geht James Nestor. Für seinen 2020 erschienenen, preisgekrönten Bestseller „Atem: Neues Wissen über die vergessene Kunst des Atmens" hat er eine Reihe von Selbstexperimenten durchgeführt. Mit einem davon hat er erfolgreich seinen Kieferraum vergrößert, und das als erwachsener Mensch.

Weisheitszahn-OP: Ein handwerklicher Eingriff

Vielleicht fragst du dich, wo eigentlich das Problem liegt. Wenn der Kiefer zu klein ist und die Weisheitszähne entfernt werden, dann sind sie ja weg und alles ist gut. Unsere Medizin ist hochentwickelt und das Entfernen von Zähnen gehört für Zahnärzte zum routinierten Alltag.

Ja, das stimmt. Es klingt für mich aber verharmlosend. Chirurgie ist ein Handwerk mit kleinen, aber echten Werkzeugen. Beim Herausbohren und Herausbrechen der Weisheitszähne wirken sehr starke Kräfte. Anders bekäme man die Zähne mit ihren langen Wurzeln gar nicht heraus. Ich habe diese starken Kräfte selbst erlebt, denn bei mir fanden die Eingriffe mit lokaler Betäubung statt. Das war mir lieber als eine Vollnarkose, schließlich bin ich neugierig. Zuerst wurden mir die beiden linken Weisheitszähne entfernt und ein halbes Jahr später die beiden rechten. Beide Male hat es ordentlich gekracht und am Kopf gezogen.

Leider hat mir erst ein Jahrzehnt später eine Physiotherapeutin gesagt, dass nach einer Weisheitszahn-OP unbedingt einige Stunden Physiotherapie gemacht werden sollten. Die Physiotherapie soll mögliche Nebenwirkungen im Kiefer-Nacken-Bereich ausgleichen und dauerhafte Fehlstellungen verhindern. Mein Zahnarzt hat davon nichts gesagt und ich habe mich selbst nicht informiert.

Ob es an den Weisheitszahneingriffen liegt, dass ich heute auf der linken Seite sehr gut kauen kann und auf der rechten Seite beim Zubeißen kleine Abstände zwischen der oberen und unteren Zahnreihe habe? Ich kann es nicht ausschließen, aber zur Entlastung des behandelnden Arztes möchte ich zwei mögliche andere Gründe anführen: In den zwei, drei Jahren, bevor meine Probleme begannen, hatte ich einen Fahrradunfall. Und ein anderes Mal bin ich vor eine Glasscheibe gelaufen. Auch diese Traumata könnten meine Halswirbelsäule und meinen Kiefer verschoben haben.

Und nun?

Was kannst du jetzt aus dem möglichen, aber keinesfalls bewiesenen Zusammenhang von Weisheitszahnentfernung und Bruxismus schlussfolgern? Falls deine Weisheitszähne schon draußen sind, kannst du sie dir nicht wieder einsetzen lassen. Du kannst dich aber physiotherapeutisch behandeln lassen. Am besten suchst du nach einem Physiotherapeuten mit einer CMD-Zusatzausbildung.

Falls aber deine Weisheitszähne noch an ihrem angestammten Platz sitzen und der Zahnarzt ihre Entfernung vorschlägt, dann informier dich gut. Du kannst deinen Zahnarzt um eine Begründung bitten, die du verstehen und überprüfen kannst. Es kann Gründe für und gegen eine OP geben. Letztlich musst du die Vor- und Nachteile abwägen und eine Entscheidung treffen. Falls du dich für eine Weisheitszahn-Operation entscheidest, kannst du deinen Zahnarzt danach um eine Überweisung zur Physiotherapie bitten. Vielleicht gönnst du dir sogar ein paar Stunden Osteopathie.

Zusammenfassende Einschätzung: Wie wichtig sind fehlende Weisheitszähne als Knirschursache?

Die Weisheitszahn-Hypothese ist eine Außenseiter-Hypothese. Sie spielt in der allgemeinen Diskussion kaum eine Rolle. Ich erzähle sie vorwiegend aufgrund meiner persönlichen Geschichte. In jedem Fall ernst zu nehmen sind die Folgen von Weisheitszahn-Operationen oder von anderen schweren Eingriffen im Mundbereich. Eine Nebenwirkung können Dysfunktionen des Kiefersystems und Fehlhaltungen des Körpers sein.

Ich hatte mal alles unter Kontrolle – die Stress-Hypothese

Fast jeder hat schon davon gehört, dass Stress zu Zähneknirschen führen kann. Negativer Stress, Angst, Depression und eine Übererregung des zentralen Nervensystems – das alles kann Bruxismus hervorrufen.

Falls du chronisch gestresst bist, gehörst du zur Mehrheit der Menschen in unserem Land. Bist du so viel und so intensiv im Stress, dass es deiner Gesundheit schaden kann? Und deinem Lebensglück? Nimm diese Frage ernst und schieb sie nicht mit einem Lächeln oder einem Zähnezusammenbeißen beiseite.

Ein beliebter Wahrnehmungsfehler

Wir sind Meister darin, uns etwas vorzumachen, und wir leiden nachgewiesenermaßen fast alle unter einem psychologischen Wahrnehmungsfehler: Wir überschätzen uns selbst. Matthew Walker zum Beispiel berichtet in „Das große Buch vom Schlaf" von einem tödlichen Irrtum: Objektiv übermüdete Menschen halten sich subjektiv für fahrtüchtig. In Laborstudien mit gezieltem Schlafentzug war das leider nicht die Ausnahme, sondern die Regel. Wir unterschätzen unsere Müdigkeit und überschätzen unsere Reaktions- und Handlungsfähigkeit.

Ich bin sicher, dass genau das Gleiche für Stress gilt. Zwar geben die meisten von uns zu, dass sie gestresst sind. In gewisser Weise gehört sich das so, man will schließlich nicht als träge oder faul rüberkommen. Doch kannst du realistisch einschätzen, wie sehr dein chronischer Stress dich krank macht, deine Leistungsfähigkeit einschränkt und deine innere Zufriedenheit behindert? Für viele, viele Menschen lautet die objektive Antwort auf diese Frage: Nein. Das Ausmaß an Stressbelastung wird unterschätzt und die eigene Belastbarkeit wird überschätzt. Wohlgemerkt: Eine gewisse Menge an Stress lässt sich nicht vermeiden und kann so-

!

Viele Menschen unterschätzen die Folgen von andauerndem Stress.

gar gesund sein, weil unser Organismus ein Auf und Ab von Aktivität braucht. Wovor ich warne, das ist zu viel Stress für eine zu lange Zeit.

Wenn wir nicht gerade an Depressionen leiden, dann halten wir uns selbst für besonders gut und das hält uns psychisch gesund. Oftmals ist es hilfreich, weil es uns mutig macht und unser Immunsystem stärkt, wie ein Placebo. Wenn es aber um das Thema Stress geht, solltest du deine höchstwahrscheinlich vorhandene Selbstüberschätzung durch eine realistischere Perspektive ersetzen und etwas gegen den Stress und für deine Entspannung tun. Du hast nur einen Körper und der soll möglichst lange halten.

Wie der Körper Stress signalisiert

Dein Körper sagt dir ganz genau, wie es bei dir um Stress bestellt ist. Er lügt nicht. Da wir uns in unseren Gedanken ganz gut selbst etwas vormachen können, überprüf deinen Stresslevel lieber an deinem Körper. Wie?

- Wenn du Geld ausgeben möchtest, kannst du durch ein Fitnessarmband mit entsprechender Zusatzausrüstung den Puls und den Blutdruck mehrere Tage lang aufzeichnen und auswerten. Durch Fachleute kannst du im Blut einige Stressparameter wie den Cortisolspiegel messen lassen.
- Du kannst deinen Körper auch ohne Armband bewusst wahrnehmen. Nimm zum Beispiel den unteren Bereich deiner Wade zwischen Daumen und Zeigefinger, ungefähr fünf bis zehn Zentimeter über der Ferse. Dann massiere diesen Bereich mit etwas Kraft. Wenn er schmerzhaft und verhärtet ist, bist du nicht allein. Stress setzt sich gerne in den Waden ab, ebenso wie in der Nackenmuskulatur. Überhaupt kannst du bewusst nachspüren, wie entspannt oder angespannt deine Muskeln sind. Sind Muskeln angespannt, die gerade eigentlich gar nichts zu tun haben, dann ist der Muskeltonus erhöht und das deutet auf Stress hin.

- Ein deutliches Zeichen liefert uns der Atem. Verändere deinen Atem jetzt nicht, sondern atme genau so weiter, wie du es bis gerade eben noch getan hast. Jetzt achte darauf, wie weit der Atem in deinem Körper nach unten geht. Wirklich entspannte Menschen atmen in den Bauch. Das dauert pro Atemzug etwas länger und geht mit einem ruhigeren Atem einher. Im Stress atmen wir nur schnell und flach bis in den Brustbereich. Wie sich Bauchatmung anfühlt, kannst du im Liegen testen, indem du zwei Bücher auf deinen Bauchnabel legst und mit jedem Einatmen nach oben bewegst. Im Alltag kannst du schnell und einfach herausfinden, ob du gerade gestresst bist. Du brauchst nur auf deinen Atem zu achten. Und du kannst ganz bewusst die Bauchatmung einsetzen, um Stress loszulassen. Denn wenn du bewusst ruhig und tief in den Bauch atmest, stimulierst du den Vagusnerv und das fühlt sich gut an. Das kannst du auch während eines Businessmeetings machen, ohne dass es auffällt. Wenn du mehr über die Kraft der Atmung erfahren möchtest, empfehle ich dir mein Podcastinterview mit Wim Hof Instructor Andres Santamaria. Am Ende des Gesprächs leitet er eine Atemübung zum Mitmachen an, das sogenannte Box Breathing: https://ichstark.com/30

!

Entspannte Menschen atmen bis in den Bauch. Gestresste Menschen atmen schnell und flach, nur bis in die Brust.

- Es gibt viele weitere Körpersignale, auf die du achten kannst. Ich selbst habe zum Beispiel einige Jahre lang immer wieder plötzlich tief eingeatmet, ohne dass ich das bewusst vorgehabt hätte. Ich habe das für normal gehalten und dem keine weitere Bedeutung beigemessen. Als ich nach und nach genauer auf meinen Körper geachtet habe, stellte ich fest, dass dieses plötzliche Luftholen keineswegs Zufall war. Es war ein Reflex. Wenn wir erschrecken, atmen wir instinktiv ein, um uns für Kampf, Flucht oder bewegungslose Schockstarre vorzubereiten. Bei mir tritt dieser Reflex besonders dann auf, wenn sich gerade ein Konflikt ankündigt, ich eine schlechte Nachricht höre oder mich sonst etwas plötzlich in Stress versetzt. Der Luftholreflex ist bei mir über die Jahre immer seltener aufgetreten. Vielleicht habe ich es tatsächlich geschafft, entspannter zu werden und mein Leben zu entstressen. Heute ist der Reflex ein wichtiges Signal für mich: Hole ich plötzlich und ungewollt Luft, dann fällt mir frühzeitig eine potenziell stressige Situation auf. Dadurch kann ich an der Situation oder an meinem Verhalten etwas ändern. Und das kann ich lange bevor mir der Stress ohne die Atemwahrnehmung bewusst geworden wäre. Sehr nützlich, dieses mobile Stressmessgerät namens Körper.

Haben wir mehr Stress als unsere Vorfahren?

Müssten wir nicht deutlich entspannter sein als die Jäger und Sammler? Wir haben genug Essen für ein paar Tage im Kühlschrank, sind bei Gewitter vor Blitzen geschützt und können uns im Notfall auf die nächste Klinik verlassen. Im Tagesverlauf begegnen wir normalerweise keinen Raubtieren, wenn man bestimmte Exemplare von Chefs oder Kollegen unberücksichtigt lässt. Aber um das nächtliche Lager von Jägern und Sammlern schleichen die Hyänen herum und jedes Knacken im Wald könnte ein Raubtier sein. Da steht doch der ganze Stamm permanent unter Hochspannung und muss deshalb knirschen und pressen wie verrückt, richtig? Nicht ganz. Die meiste Zeit in freier Wildbahn läuft ganz normal vor sich hin, etwas Beeren und Knollen sammeln hier, den ein oder anderen Hauptgang jagen da. Reine Routine.

> !
> Jäger und Sammler bauen Stresshormone durch körperliche Aktivität ab.

Doch es gibt noch den ganz großen Unterschied: Wenn es dann zum Beispiel aufgrund eines Raubtieres zu einer Stresssituation kommt, dann kann man in freier Wildbahn auch körperlich reagieren. Man setzt den Stress in Taten um und baut dadurch die Stresshormone wieder ab. Entweder wird man wütend und leitet viel Blut zu Kampfzwecken in die Arme. Oder man bekommt Angst und pumpt das Blut zum Weglaufen in die Beine. Ob ein Jäger und Sammler nun die Beine in die Hand nimmt oder mit den

Armen kämpft, er wendet viel körperliche Energie auf. Nach Bewältigung der Stresssituation fährt dann der Kreislauf wieder herunter und der Körper regeneriert sich.

In unserer westlichen Welt ist das ganz anders. Uns stresst keine Hyäne, sondern der Redaktionsschluss oder das nächste Meeting oder die vorhersehbare Standpauke des Partners, wenn wir wieder mal später als angekündigt nach Hause kommen. Im schlimmsten Fall alles auf einmal. Unser Körper reagiert aber immer noch genauso wie in früheren Zeiten: Stresshormone werden ausgeschüttet, Kräfte werden mobilisiert, der Puls steigt und wir sind perfekt auf Kampf oder Flucht vorbereitet. Und dann bleiben wir sitzen. Die Präsentation fürs Team bekommen wir ja nicht dadurch fertig, dass wir weglaufen oder den Computer gegen die Wand werfen. Genau das wäre es aber, was unser Körper gerade braucht: Laufen oder kämpfen. Dann könnten Adrenalin und Cortisol abgebaut werden und alles wäre wieder gut. So wie bei den Jägern und Sammlern. Da wir aber sitzen bleiben und schwitzend weiterarbeiten, wüten die Stresshormone über eine viel zu lange Zeit in unserem Körper. Und das macht krank. Unverarbeiteter Stress gilt als eine bedeutende Ursache für zahlreiche gesundheitliche Probleme und nicht zuletzt für Bruxismus, speziell für das Zähnepressen am Tag.

Zitate zu Stress als Knirschursache aus der S3-Leitlinie

„[Wachbruxismus] scheint eher psychologisch bedingt (emotionaler Stress und andere emotionale Faktoren), während [Schlafbruxismus] eher als zentralnervöse Störung angesehen wird." (S. 12)

„Bei Kindern wurden folgende Stressoren in Korrelation zu Bruxismus gefunden: dysfunktionale Familienkonstellationen, geschiedene Eltern, berufstätige Mutter, Licht und Geräusche im Schlafzimmer." (S. 13)

Aus meiner Sicht zeigt sich hier eine der größten Herausforderungen unserer Zeit: Wir leben nicht mehr in der Welt, an die sich unser Körper und unsere Psyche hunderttausende Jahre lang angepasst haben. Vielmehr leben wir in einer stark veränderten Welt, einer Welt, die wir selbst verändert haben. In vielerlei Hinsicht haben wir uns die Welt angenehmer gemacht. Als Nebenwirkung werden wichtige Grundbedürfnisse unseres Körpers und unserer Psyche nicht erfüllt oder nur dann erfüllt, wenn wir uns aktiv darum kümmern. Das beginnt schon beim Tanken von Sonne, weil wir uns – vor allem im Winter – die meiste Zeit in Gebäuden aufhalten.

Erste Ideen zum Stressabbau

Was kannst du tun? Solltest du deinen Job aufgeben und dich irgendwo im Amazonasgebiet einer Gruppe von Jägern und Sammlern anschließen? Das wird wahrscheinlich keine ernsthafte Option sein. Aber du kannst nach Wegen suchen, den Stress auch in deiner jetzigen Lebenssituation abzubauen.

Ausdauersport ist ideal, um Stresshormone abzubauen. Meditation hat ähnliche Effekte, kann aber für Dauersitzer die sportliche Betätigung nicht ersetzen. Wenn du dir keinen Boxsack ins Büro hängen darfst, versuch doch diese kleinen Stresskiller-Gummibälle, die man mit einer Hand pressen und kneten kann. Du kannst auch von Zeit zu Zeit ein Kissen oder ein altes Sofa verprügeln.

!

Nach zwei Minuten ununterbrochenem Schreien fühlen wir uns schon deutlich entspannter.

Besonders gut für einen Knirscher ist Schreien. Leider gibt es in unserem Alltag wenig Gelegenheiten, richtig laut zu schreien, ohne dass die Polizei gerufen wird. Vielleicht kannst du es im schallgedämpften Keller tun oder im Auto. Letzteres machst du bitte nur in absolut ungefährlichen Situationen und auf keinen Fall auf der Autobahn, erst recht nicht auf der Überholspur. Zwei Minuten lang aus Leibeskräften zu schreien, kostet richtig Kraft und danach wirst du zunächst einmal erschöpft sein, jedenfalls weniger unter Strom stehen als vorher. Beim Schreien machst du den Mund weit auf und dehnst das Kiefergelenk sowie die Kaumuskulatur. Und du lässt endlich das raus, was dich fertig macht. Denn wir pressen die Zähne besonders dann aufeinander, wenn wir eigentlich schreien wollen, aber unsere Wut zurückhalten.

Neben diesen und vielen weiteren Wegen zum Stressabbau lohnt es sich auf jeden Fall, einmal die eigene Lebenssituation zu überprüfen. Was kannst du ändern, um dein Leben zu entstressen? Mehr zum Thema Stress findest du im zweiten Buchteil.

Zusammenfassende Einschätzung: Wie wichtig ist Stress als Knirschursache?
Unverarbeiteter Stress und zentralnervöse Störungen sind allgemein als Auslöser von Bruxismus anerkannt.

Ich wäre gern abends so müde wie morgens – die Tiefschlaf-Hypothese

Hast du schon einmal Camping-Urlaub in Australien gemacht? Ich noch nicht, aber ich kenne mehrere Leute, die für ein paar Wochen von einem australischen Campingplatz zum nächsten gefahren sind. Und sie erzählen alle das Gleiche: Irgendwann abends wird es dunkel. Einfach so. Und das hört dann nicht nach ein paar Minuten wieder auf, sondern bleibt erst einmal so. Dunkel. Man kann nichts machen. Kein Kartenspiel, kein Federball, und einen Fernseher gab es sowieso nicht.

Gibt es einen „natürlichen" Schlafrhythmus?

Was haben sie dann also gemacht? Nun ja, sie sind ins Bett gegangen. Und am nächsten Morgen sind sie wieder aufgewacht, als es langsam hell wurde und die Vögel ihre Stimme erhoben. Das Erstaunliche: Sobald sich die Camper zwei bis drei Nächte lang an diesen Rhythmus gewöhnt hatten, wachten sie jeden Morgen überdurchschnittlich fit und erholt auf.

Licht ist ein wichtiger Zeitgeber für unseren Körper. Im Winter kannst du morgens eine Lichtdusche verwenden, um deinen Rhythmus zu stabilisieren. Regelmäßige Schlafzeiten helfen ebenso wie das rechtzeitige morgendliche Aufstehen. Wenn Schlafgestörte aufgrund ihrer Müdigkeit morgens länger liegen bleiben, ist das verständlich, stört aber den (Adenosin-)Rhythmus und hält die Schlafstörung aufrecht.

> !
>
> Adenosin sorgt für umso größeren Schlafdruck, je länger der letzte Schlaf zurückliegt. Daher steh früh genug auf, um abends müde zu sein.

Schlaf- und Wachmacherhormone

Eine wichtige Rolle beim Wach-Schlaf-Rhythmus spielt Cortisol. Es ist wie viele unserer Hormone ein Multitasker. Es wird in Stresssituationen ausgeschüttet, um Energiereserven zu mobilisieren und Schmerz zu reduzieren – das berühmte Kortison in vielen Medikamenten ist der gleiche Wirkstoff. Neben der Stressbewältigung ist die Steuerung des Tag-Nacht-Rhythmus eine wichtige Aufgabe von Cortisol – in Zusammenarbeit mit einigen weiteren Hormonen wie seinen Gegenspielern Melatonin und Tryptophan.

Cortisol wird vor allem morgens in unserem Körper ausgeschüttet, um uns wach zu machen und auf den Tag vorzubereiten und erreicht seinen Höchststand gegen 8 Uhr. Im Verlauf des Tages gibt es zwar weitere Ausschüttungen, aber der Cortisolspiegel nimmt bis zum Abend immer weiter ab, damit wir dann mit der Hilfe von Melatonin einschlafen können.

Die Ausschüttung von Cortisol erfolgt in der Regel zwischen 2 und 6 Uhr morgens. Während wir noch schlafen, beginnt unser Körper schon mit der Vorbereitung auf den Tag. Danach haben wir kaum noch Tiefschlafphasen. Vielleicht ist dir schon einmal aufgefallen, dass du bei einem Aufwachen um 5, 6 oder 9 Uhr oft geträumt hast und dich an die Träume erinnern kannst. Wachst du aber einmal nachts um 24 Uhr auf, dann hast du meistens nicht geträumt. Woran liegt das? Genau, unter anderem am Cortisol.

Stark vereinfacht sieht unsere Nacht so aus: Im ersten Teil der Nacht gibt es viele Tiefschlaf- und wenige Traumphasen. Zwischen 2 und 4 Uhr läutet die Ausschüttung von Cortisol den zweiten Teil der Nacht ein, in dem es etwas weniger Tiefschlaf-, dafür aber mehr Traumphasen gibt. Genau zutreffend ist diese Beschreibung nicht, weil sich in der gesamten Nacht verschiedene Schlafphasen abwechseln.

Grundsätzlich lässt sich aber sagen: Wenn du vom wichtigen Tiefschlaf eine große Portion abbekommen möchtest, geh deinem Rhythmus entsprechend früh genug ins Bett – und steh früh genug auf. Auf diese Weise unterstützt du die körperlichen Prozesse, die dich gut schlafen und erholt aufwachen lassen.

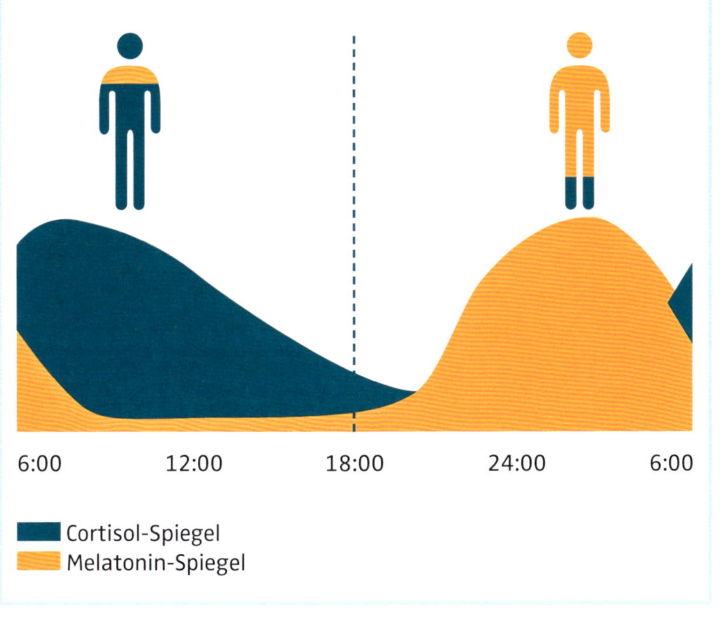

Cortisol- und Melatoninspiegel des Körpers in einem typischen Tagesverlauf.

Beobachte einmal für dich, wann du besonders erholt bist und entsprechend wenig mit den Zähnen knirschst. Ist es dann, wenn du eine Woche lang von 21 bis 5 Uhr im Bett warst oder von 1 bis 9 Uhr? Es gibt Menschen mit unterschiedlichen Chronotypen, von den nachtaktiven Eulentypen bis zu den morgenaktiven Lärchentypen. Deinen Chronotyp kannst du durch Beobachtung oder durch einen Test bestimmen.

Sind Langschläfer faul?
Dem Schlafforscher Matthew Walker zufolge werden die Spätaufsteher in unserer Gesellschaft als faul oder träge angesehen. Zu Unrecht: Ob jemand eher von 21 bis 5 Uhr oder von 1 bis 9 Uhr schläft, wird stark durch die Gene beeinflusst. Evolutionsbiologisch war es für unser Überleben von Vorteil, dass die Eulentypen bis 1 Uhr wach waren und die Lärchentypen schon um 5 Uhr aufstanden. So gab es im Stamm zu fast jeder Uhrzeit jemanden, der wachsam das Herannahen von Raubtieren bemerken konnte.

Ein Warnsignal

Ein Warnsignal kann übrigens das regelmäßige Aufwachen zwischen 2 und 4 Uhr nachts sein. Besonders dann, wenn du danach eine halbe Stunde oder mehr zum erneuten Einschlafen brauchst. Das deutet nämlich auf einen erhöhten Cortisolspiegel und auf zu viel Stress in deinem Leben hin. Dann bist du weniger im Tiefschlaf und tagsüber nicht genügend regeneriert. Die Cortisolausschüttung zwischen 2 und 4 Uhr soll deinen Körper langsam auf das Aufwachen vorbereiten, jedoch nicht deinen Schlaf unterbrechen. Eine Ausnahme von dieser Regel lebt ein Freund von mir. Er geht jeden Tag um 21 Uhr ins Bett und steht um 3 Uhr auf. Sechs Stunden Schlaf reichen ihm. Zumindest geht er selbst davon aus. Der Schlafforscher Matthew Walker allerdings weist darauf hin, dass nur ganz wenige Menschen dauerhaft mit weniger als sieben bis acht Stunden Schlaf auskommen. Das sind seltene Ausnahmen. Alle anderen machen sich selbst etwas vor und schaden ihrer Gesundheit.

Ein gesunder Schlafrhythmus und gute Tiefschlafphasen tragen dazu bei, Zähneknirschen zu vermeiden. Viele Schlafprobleme werden mit Bruxismus in Verbindung gebracht. Dazu zählen ein sehr leichter Schlaf, Einschlaf- und Durchschlafprobleme, Schlafapnoe und Schnarchen.

In dem englischsprachigen YouTube-Video „Treating Teeth Grinding and Jaw Pain“ wird über die Ernährungsautorin Sarah Wilson berichtet, die sich vor dem Schlafengehen den Mund zuklebt, um weniger zu knirschen. Daraufhin erläutert die australische Zahnärztin Dr. Jenna Cutting, dass ein gewisser Zusammenhang zwischen dem Atmen durch den Mund und Bruxismus besteht. Ich stelle mir das so vor: Das Atmen durch den Mund trocknet den Mund- und Rachenraum aus. Knirschen und Pressen aber regt den Speichelfluss an und wirkt somit befeuchtend. Vielleicht wehrt sich der Körper durch den Bruxismus also gegen den trockenen Mund. Dazu passt meine persönliche Erfahrung: Ich knirsche mehr, wenn ich so erkältet bin, dass die Nase zu ist und ich mit offenem Mund schlafe. Besser als ein Klebeband vor dem Mund, das bei verstopfter Nase gefährlich werden kann, ist es laut Dr. Cutting daher, gleich für eine freie Nase zu sorgen, um in der Nacht nicht durch den Mund atmen zu müssen.

> !
> Über Studien zum Mouth Taping berichtet Autor James Nestor in „Breath. Atem" und auf seiner Homepage.

Drei Freunde: Tryptophan, Serotonin und Melatonin

Was kannst du sonst noch für einen tiefen Schlaf und damit gegen dein Zähneknirschen oder -pressen tun? Da ich in diesem Kapitel viel über Cortisol gesprochen habe, möchte ich auch seine Gegenspieler Tryptophan, Serotonin und Melatonin zu Wort kommen lassen. Der – umstrittene – Arzt, Eiweißfan und Bestsellerautor Ulrich Strunz empfiehlt in „Das neue Forever Young: Das Erfolgsprogramm“ die Einnahme von je einem Gramm Tryptophan vor dem Schlafengehen und nach dem Aufstehen, auf seiner Homepage sogar noch etwas mehr:

Dr. med. Ulrich Strunz über Tryptophan

Dosis? Als sicher gilt 0,5 bis 4 g. Viele Studien sind mit 6 g gemacht. In der Praxis empfehlen wir 3 g abends, wobei als Schlafmittel bereits 1 bis 1,5 g Tryptophan genügt. Freilich nüchtern genommen.
https://www.strunz.com/de/news/tryptophan-aber-richtig.html, eingesehen am 7.1.20

Tryptophan zählt zu den essentiellen Aminosäuren, die unser Körper nicht selbst bilden kann, sondern über die Nahrung aufnehmen muss, zum Beispiel mit Mandeln, Cashewkernen, Kakao, Milchprodukten, Fleisch oder Chlorella-Algen. Oder du kaufst Tryptophan als Nahrungsergänzungsmittel. Es ist eine Vorstufe des Gute-Laune-Hormons Serotonin. Daraus wiederum bildet der Körper abends das Schlafhormon Melatonin. Nach ein paar Umwandlungen im Körper hilft Tryptophan also beim Einschlafen. Ganz natürlich, ohne Medikamente.

!

Besser als Schlafmedikamente ist die viel zu unbekannte kognitive Verhaltenstherapie für Insomnie. Mehr unter www.ichstark.com/37-blog

Außerdem kann Tryptophan den Cortisolspiegel senken. Die allabendliche Einnahme von Tryptophan kann dabei helfen, den Cortisolkick zwischen 2 und 4 Uhr einfach zu verschlafen. So wie es sein sollte. Und aufgrund der besonderen Eigenschaften des Neurotransmitters Serotonin sorgt die morgendliche Einnahme von Tryptophan für bessere Laune. Einfach genial, unser Körper. Mit der abendlichen Einnahme von 0,5 bis 0,75 Gramm habe ich persönlich gute Erfahrungen gemacht.

Nun verrate ich dir meine drei Lieblingstricks, wie du ohne Nahrungsergänzungsmittel für mehr Serotonin in deinem Körper sorgen kannst: Lachen, Sonne tanken und Ausdauersport treiben.

Blaues Licht und der Tag-Nacht-Rhythmus

Die meisten von uns verbringen den größten Teil des Tages drinnen und sind selten draußen. Das langweilt unser Gehirn, weil das optische Erfassen einer Wand längst nicht so spannend ist wie die Formenvielfalt in einem Wald. Durch das bloße Betrachten eines Naturfotos konnten Studienteilnehmer kurzfristig bessere Denkleistungen erbringen als die Vergleichsgruppe mit Stadtfotos.

Die geringere Helligkeit in geschlossenen Räumen kann unsere innere Uhr und dadurch die Schlafqualität beeinträchtigen. Die Australiencamper aus dem letzten Kapitel erwachen im Freien mit langwelligem rotem Licht, der Morgenröte. Tagsüber herrscht das kurzwellige blaue Licht vor. Erst die Abendröte bringt wieder langwelliges rotes Licht und signalisiert dem Körper die herannahende Nacht. Die Abnahme des blauen Lichts ermöglicht die Produktion des Schlafhormons Melatonin. Dafür benötigt der Körper Serotonin, welches er vermehrt unter dem Einfluss von Sonnenlicht bildet. Hand aufs Herz: Wie viel Sonne bekommst du am Tag?

Wenn uns also im Büro oder zu Hause von 7 Uhr morgens bis 23 Uhr abends stets die gleichen Lampen beleuchten, verringern wir unsere Chancen auf ein gutes Einschlafen.

Wenn du deinen Büroarbeitsplatz trotz dieses Negativeffekts nicht gegen eine Tätigkeit als Holzfäller eintauschen möchtest, kann dir im Büro eine Tageslichtlampe mit hohem Blaulichtanteil helfen. Abends kannst du blaulichtintensive Geräte wie Computer, Smartphones und Fernseher meiden.

> !
> Schlafmediziner empfehlen vor allem im Winter eine morgendliche Lichtdusche.

Andererseits habe ich oft von Klienten gehört, dass sie vor dem Fernseher besonders gut einschlafen können. Vielleicht muss man die Blaues-Licht-macht-wach-Theorie durch eine Fernsehdauerberieselung-macht-müde-Theorie ergänzen. Falls bei dir die Berieselungstheorie zutrifft: Glückwunsch! Du hast eine funktionierende Einschlafhilfe gefunden.

Bei vielen Geräten lässt sich der Blaulichtanteil des Displays im Night-Shift-Modus („Nachtschichtmodus“) reduzieren. Bei Fernsehern ist die vom TÜV Rheinland zertifizierte eyesafe-Technologie hilfreich. Eyesafe-Monitore strahlen nur die weniger energiereichen Blaulichtfrequenzen aus und nehmen geringeren Einfluss auf den Tag-Nacht-Rhythmus. Und die neuen ICEs der Deutschen Bahn stellen abends auf orangerotes Licht um.

Zitat aus der S3-Leitlinie

„Studien bei Kindern und Erwachsenen zu Bruxismus in Zusammenhang mit Schlafstörungen sind häufig zu finden. Zu Schlafstörungen zählen Albträume bei Kindern, unterbrochener Schlaf bei Schichtarbeitern, Schlaflosigkeit und Schnarchen, das ein hohes Risiko für [Schlafbruxismus] aufweist“ (S. 13).

Zusammenfassende Einschätzung: Wie wichtig sind Schlafstörungen als Knirschursache?

Schlafstörungen sind allgemein als Auslöser von Schlafbruxismus anerkannt.

Sitzen ist das neue Rauchen – die Bürostuhl-Hypothese

Es ist nicht besonders gesund, wenn wir den ganzen Tag im Sitzen verbringen. Vom Frühstückstisch auf den Fahrersitz, vom Fahrersitz auf den Bürostuhl, kurze Unterbrechung für den Stammplatz in der Kantine, dann wieder Bürostuhl, Abendessen und Couch. Doch moderne, evidenzbasiert arbeitende Physiotherapeuten („Physiotherapie 2.0“) sehen langes Sitzen nicht mehr als großes Problem, wenn es durch passenden Sport ausgeglichen wird.

Körperhaltung bei Computerarbeit

Die klassische, aber zunehmend umstrittene Lehre stellte sich einen Zusammenhang zwischen langem Sitzen und einer Fehlhaltung so vor: Die Muskulatur auf der Vorderseite der Oberschenkel verhärte sich und ziehe am Becken. Stelle sich das Becken daraufhin schief, wirke sich die Fehlhaltung über die Wirbelsäule bis in das Schädel-Kiefer-System aus.

Manche Fehlhaltung beginne ohne Umwege direkt im Oberkörper. Zum Beispiel in Form des sogenannten Upper Cross oder Rundrückens: Stell dir vor, du sitzt an einem Computerbildschirm und liest einen Text. Du suchst nach Tippfehlern. Also musst du ganz genau hinschauen. Na, hast du schon einen efgunden? Die verstekcen sich meistens gut. Also sieh genau hin. Stopp! Bleib in dieser Körperhaltung. Nicht bewegen. Jetzt überprüfe dich selbst: Hast du den Kopf nach vorn geschoben? Kannst du spüren, wie sich dein Schulter- und Nackenbereich verspannt? Und die Brustmuskulatur ebenfalls? Falls du den Effekt verstärken möchtest, kannst du aus dieser Position nach oben schauen und den Kopf ganz leicht nach oben drehen. Logopädieprofessorin Ulla Beushausen nennt diese Haltung Schildkröte.

> **!** Die Meinung, langes Sitzen führe zu schmerzhaften Fehlhaltungen, wird von der Forschung zunehmend wiederlegt.

Laut klassischer Sicht führt genug Zeit in dieser Position zu verhärteten und „verkürzten" Muskeln im Brust-, Schulter- und Nackenbereich. Die Halsbeuge- und untere Trapezmuskulatur werden wenig benutzt und dadurch schwächer. Das Upper Cross werde deine normale Körperhaltung. Woher dieses „obere Kreuz" seinen Namen hat, kannst du in der Grafik auf der folgenden Seite gut sehen. Im Blogartikel www.felixkade.de/nacken-fehlhaltung-korrigieren beschreibt Felix Kade vier Übungen gegen Nacken-Fehlhaltungen und macht sie in Videos vor. Doch zuvor räumt der wissenschaftlich orientierte Personal Trainer mit der oben beschriebenen klassischen Sichtweise auf. Demnach kann die neuere Forschung keinen Zusammenhang zwischen Sitzdauer und Fehlhaltung feststellen, sehr wohl aber zwischen zu wenig

> **!** Wie man Schmerzen effektiv los wird und welche alten Mythen uns daran hindern, erzählt Felix Kade bei mir im Podcast: https://ichstark.com/09

Sport, schlechter Stimmung und Fehlhaltung. Die gute Nachricht: Du kannst trotz langem Sitzen eine gesunde Haltung haben.

Ob Fehlhaltungen Zähneknirschen auslösen, ist kaum erforscht. Denkbar ist: Durch eine Fehlhaltung wirken auf die Kiefergelenke sowie den Unterkiefer unangenehme Kräfte. Der Druck, die Spannung und die Schmerzen könnten zu Pressen und Knirschen führen.

Stehen Kopf und Schultern leicht vor und ist der obere Rücken eher rund, sprechen manche Experten von einem Upper-Cross.

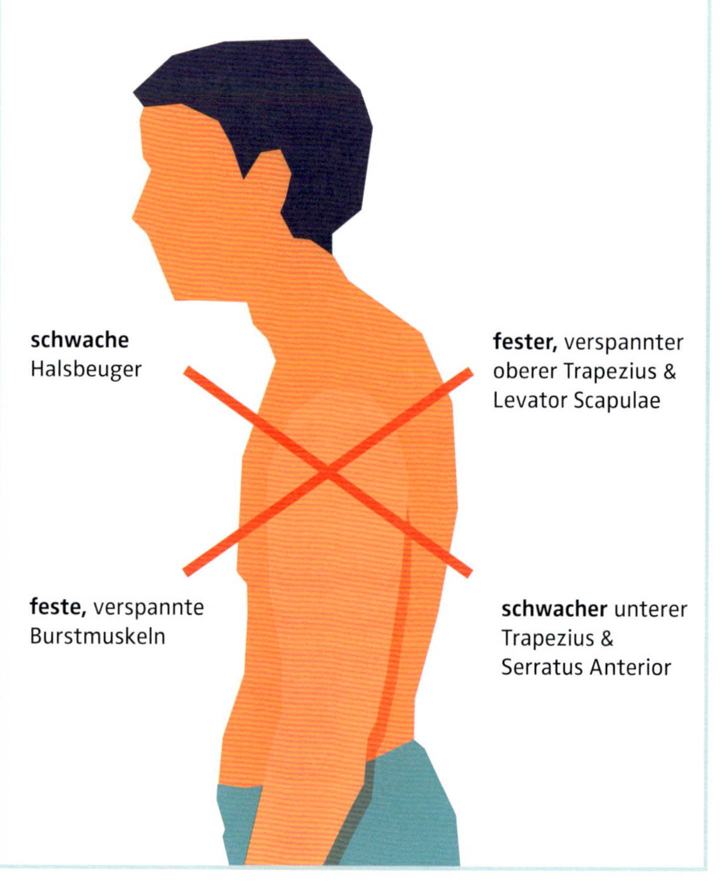

Eine gesunde Körperhaltung anstreben

Wenn du unsicher bist, ob du bereits einen Rundrücken hast, dann bitte doch Freunde, dich spontan und überraschend von der Seite zu fotografieren. Falls du bei dir ein Upper Cross feststellst, kommt hier zunächst die schlechte Nachricht: Das wird nicht von allein weggehen. Jetzt die gute Nachricht: Du kannst etwas verändern, doch das ist Arbeit. Es reicht nicht, zum Physiotherapeuten zu gehen und sonst alles so zu machen wie bisher. Höchstwahrscheinlich musst du für eine längere Zeit ein Übungsprogramm absolvieren. Eine Menge guter Übungen findest du in Torsten Pfitzers „Kiefer gut, alles gut. Das Übungsprogramm gegen CMD". Wenn du unsicher bist, welche Übungen für dich persönlich gut sind, dann zieh einen Fachmann zu Rate, also deinen Arzt, Physiotherapeuten oder Personal Trainer.

Meine aktuelle Lieblingsübung sieht so aus: Ich lege mich auf den Rücken. Die Arme lege ich seitlich vom Körper entspannt ab. Dann schiebe ich meine oberen Halswirbel so weit wie möglich nach hinten und ziehe das Kinn ein bisschen an den Hals heran. Damit wird die hintere Hals- und Nackenmuskulatur bereits gedehnt, schon einmal gut gegen das Upper Cross. Jetzt hebe ich den Kopf ein ganz kleines Stückchen an, während ich weiterhin die Halswirbelsäule lang mache und das Kinn ein wenig zum Hals ziehe. Jetzt müssen die vorderen Halsmuskeln zeigen, was sie können. Laut Torsten Pfitzer sollte man diese Übung eine Minute lang schaffen, dann eine Pause machen und dann noch einmal eine Minute machen. Ich habe gemessen. Ich schaffte anfangs nur zehn Sekunden. Die für diese Übung benötigten Muskeln waren bei mir zu schwach ausgeprägt. Daher habe ich trainiert und nun klappt es auch eine Minute lang. Bevorzugt mache ich die Übung direkt vor dem Einschlafen im Bett. Ich kann den Kopf danach bequemer zum Einschlafen ablegen.

Neben aktiven Übungen gegen Fehlhaltungen kannst du etwas an den gewohnten Tagesabläufen und der Dauersitzhaltung ver-

!

Im ichStark-Podcast #18 geht es um Biofeedback gegen Nackenschmerzen bei der Büroarbeit: https://ichstark.com/18

ändern. Geh mehr zu Fuß und steh während der Arbeit öfter auf. Du kannst dir einen höhenverstellbaren Schreibtisch (neudeutsch: Dynamic Work Station) besorgen, an dem du im Tagesverlauf mehrfach deine Körperhaltung verändern kannst. Ich persönlich habe die letzte halbe Stunde in verschiedenen Haltungen auf dem Boden verbracht, während der Laptop auf einem Karton vor mir stand. Jetzt knie ich aufrecht vor dem Tisch. Dazwischen bin ich für eine kurze Denkpause hin- und hergegangen. So abwechslungsreich geht es bei mir allerdings auch nur dann zu, wenn ich zu Hause arbeite. Und natürlich erst recht, wenn ich gerade ein Buchkapitel über Fehlhaltungen schreibe.

Ergonomie: körpergerechte Büroarbeit

Ergonomische Büromöbel sind oft teuer. Als günstige dynamische Sitzgelegenheit nutze ich einen Gymnastikball. Das ist für acht Stunden am Stück zwar auch nicht sinnvoll, bringt dem Rücken aber zwischendurch immer wieder Abwechslung zum Stuhl. Alternativ kannst du auf ein bewegliches Sitzkissen oder einen dynamischen Bürostuhl zurückgreifen.

Wenn du richtig ernst machen willst mit der Ergonomie, also dem körpergerechten Arbeitsplatz, findest du online schnell hilfreiche Grafiken, wie dein Stuhl, dein Tisch und dein Computerbildschirm auf dich ausgerichtet sein sollten. Ich habe mir vor kurzem außerdem eine ergonomische Maus und eine ergonomische Tastatur zugelegt und bin überrascht, wie viel mehr Spaß mir die Computerarbeit mit diesen kleinen Helferlein macht. Sie helfen nicht nur gegen Karpaltunnelsyndrom, Sehnenscheidenentzündung und Mausarm. Nein, sie wirken auch gegen das Upper Cross und für eine aufgerichtete Halswirbelsäule. Wie das?

Fangen wir mit der Maus an. Beim Bedienen einer klassischen Maus drehst du als Rechtshänder deinen rechten Arm nach innen, sodass die Handfläche nach unten zum Tisch zeigt. Mit dem Arm drehst du auch die Schulter nach innen, was das Upper Cross begünstigt. Probier es einmal aus und fühl die Anspannung im Nacken, die bis zum Ohr hochziehen kann. So kann neben dem berühmten Mausarm auch ein Mausohr mit Tinnitus entstehen, weil ständig Druck im Kopf- und Nackenbereich ist.

Nun dreh Arm und Hand so nach außen, dass der Daumen nach oben zeigt. Der kleine Finger liegt auf dem Tisch. Gleichzeitig mit dieser Bewegung hast du vermutlich deine rechte Schulter ein wenig nach hinten gedreht und den Nacken entspannt. Darum sind ergonomische Mäuse senkrecht ausgerichtet und auf diese Position abgestimmt. Das heißt, die rechte Maustaste ist rechts unten und die linke rechts oben. Du musst deinen Arm nicht nach innen drehen. Zusätzlich kannst du bei ergonomischen Mäusen deinen Daumen bequem ablegen.

Einen ähnlichen Effekt bringt eine ergonomische Tastatur. Falls du gerade eine klassische Tastatur griffbereit hast, kannst du deine Hände darauflegen und beobachten: In den Handgelenken müssen sich die Hände etwas nach außen drehen oder treffender gesagt nach außen abknicken, was auf die Sehnen drückt. Um das zu erleichtern, bringst du vermutlich die Ellenbogen und Schultern in eine unangenehme Position, wobei du die Schultern etwas nach vorn einrollst. Der Nacken verspannt sich. Wenn du nun wie bei einer körpergerechten Tastatur die Daumen deiner Hände leicht nach oben drehst, kannst du dabei auch die Schultern ein wenig aufrichten. Darum sind solche Tastaturen in der Mitte gewölbt und die Tasten links wie rechts nach außen gedreht.

!

Klassischen Mäusen und Tastaturen musst du dich anpassen. Ergonomische Tastaturen und Mäuse sind an dich angepasst.

Zusammenfassende Einschätzung: Wie wichtig sind Fehlhaltungen/-funktionen als Knirschursache?

Unterschiedliche Arten von Fehlhaltungen und Fehlfunktionen wie ein schiefstehender Atlaswirbel, eine einseitig übertrainierte Kaumuskulatur oder eine Funktionseinschränkung der Kiefergelenke werden seriös als mögliche Auslöser von Bruxismus diskutiert.

WIE GEHT DAS WEG? WEGE, UM WENIGER ZU KNIRSCHEN

A wie Atlastherapeut, B wie Biofeedback, C wie CMD-Zahnarztpraxis – im zweiten Buchteil lernst du das ABC der Behandlungsmöglichkeiten kennen. Du erfährst von Hilfsmitteln, die es erst seit wenigen Jahren gibt. Deren Erfinder kommen genauso zu Wort wie Heilpraktiker und Physiotherapeuten. Zu vielen der vorgestellten Ansätze beschreibe ich meine persönlichen Erfahrungen. Am Ende hast du eine Orientierung und kannst selbst entscheiden, welche Methoden du ausprobieren möchtest.

Im zweiten Teil des Buchs möchte ich dir die breite Palette der Behandlungsansätze vorstellen. Bei meiner Suche nach Hilfsmöglichkeiten habe ich immer wieder ganz neue Ansätze entdeckt und dachte: „Krass, warum habe ich davon überhaupt nichts gewusst?“ Auch wenn ich versucht habe, möglichst viel über verschiedene Therapieansätze in Erfahrung zu bringen, möchte ich dich daher ausdrücklich darauf hinweisen: Ich erhebe keinen Anspruch auf Vollständigkeit. Es könnte weitere hilfreiche Angebote für dich geben, die ich noch nicht kennengelernt habe. In diesem Fall freue ich mich, wenn du mich darüber informierst.

Außerdem gehe ich besonders ausführlich auf die Wege zur Verbesserung von Bruxismus und CMD ein, die mir selbst spürbar weitergeholfen haben – von denen bin ich begeistert und möchte davon erzählen. Denk bitte daran, dass dir möglicherweise ganz andere Behandlungen helfen können als mir. Es bedeutet für die Genesung oder Linderung einen großen Unterschied, ob du wegen Stress knirschst oder aufgrund einer Fehlstellung im Iliosakralgelenk, die sich über die Wirbelsäule auf das Kiefergelenk auswirkt. Ich hatte zum Beispiel eine starke Spannung auf den Kaumuskeln, insbesondere auf dem linken Masseter, aber keine ernsthaften Bewegungseinschränkungen der Kiefergelenke. Darum haben bei mir Ansätze besonders viel gebracht, die die Muskeln entspannen.

Zahnärzte und Kieferorthopäden möchte ich um Nachsicht bitten. Meine persönlichen Erfahrungen mit einer CMD-Zahnarztpraxis waren gemischt, wie du unten nachlesen kannst. Das Wissen von Zahnärzten und Kieferorthopäden kann aber bei der Behandlung einer CMD eine große Rolle spielen und sogar *die* Lösung bringen. Deswegen empfehle ich jedem Zähneknirscher, die Meinung der Fachleute einzuholen.

Möglicherweise steht auch für mich selbst in der Zukunft eine längere zahnärztliche und kieferorthopädische Therapie an, um mein Kiefergelenksknacken, meinen ungleichmäßigen Aufbiss und die daraus resultierenden Folgeprobleme zu verringern. Aber bis dahin möchte ich noch viel mehr über CMD und Bruxismus lernen, um gute Entscheidungen bei der Wahl der Ärzte und der konkreten Therapieschritte treffen zu können. Denn nicht jede Art von Behandlung zeigt die gewünschten Effekte und manche zahnärztlichen Eingriffe können nicht mehr rückgängig gemacht werden. So wie die Sache mit meinen Mahlzähnen. Doch dazu später mehr.

Selbstbeobachtung: kostenlos und doch hilfreich

Kannst du mir sagen, welcher Ernährungstrend wirklich gesund ist? Es werden so unterschiedliche Meinungen von Diätpropheten und Ernährungspäpsten verkündet, dass man schnell unsicher werden kann. Zum Glück habe ich einen Maßstab, der mir die Ernährung zeigt, die für mich perfekt passt: Meinen Körper. Ich habe so manche Trends ausprobiert. Essen nach Lust und Laune – auf jeden Fall der Ernährungstrend mit dem meisten Spaß am Essen. Paleo – ich fühle mich gut damit, aber es ist aufwändig. Low Carb – nichts für mich, ich habe ständig Hunger. Werktagsvegetarier – auch nichts für mich, noch mehr Hunger. Auch für einzelne Nahrungsmittel funktioniert mein Körper-O-Meter: Wenn ich Walnüsse und andere Lebensmittel mit vielen Omega-3-Fettsäuren esse, dann verschwinden meine Pickel. Cool. Spätestens ab einer Menge von ungefähr 150 Gramm Walnüssen pro Tag bekomme ich dann aber an anderen Stellen neue Pickel. Das zeigt mir mein Körper und so weiß ich, welchen Ideen von Ernährungspropheten ich folgen möchte und welchen nicht.

Meine Forschung an mir selbst

Genauso mache ich es mit dem nächtlichen Bruxismus. Dabei achte ich vor allem darauf, wie stark meine Kaumuskulatur morgens schmerzt. Ist sie entspannt, habe ich vermutlich nicht viel gepresst oder geknirscht. Tut sie sehr weh, dann wohl doch. Hier kommen einige Aspekte, die mein Knirschverhalten beeinflussen:

Temperatur

Ich knirsche mehr, wenn mir beim Schlafen zu warm ist. Dicke Decken und zu warme Schlafanzüge sind tabu. Ob nun mit dicker oder dünner Decke, aus Frischluftliebe bevorzugen meine Frau und ich ein geöffnetes Schlafzimmerfenster. Was den nächsten Effekt beeinflusst.

Licht

Ich knirsche weniger, wenn es im Schlafzimmer wirklich dunkel ist. Straßenlaternen, die mit einem hohen Blaulichtanteil nachts ins Schlafzimmer leuchten, sind menschheitsgeschichtlich noch eine recht junge Erfindung. Sie stören einen tiefen Nachtschlaf. Vor unserem aktuellen Schlafzimmerfenster steht glücklicherweise keine Straßenlaterne, das ist schon einmal hilfreich für mich. Licht im Schlafzimmer habe ich also nur dann, wenn ich länger schlafe als angestrebt und die Sonne schon aufgegangen ist.

Uhrzeit

Ich knirsche mehr, wenn ich später aufstehe. Das dachte ich jedenfalls, bis mich die Aufzeichnungen meiner mit Sensoren und Mikrochip ausgestatteten Knirscherschiene eines Besseren belehrten. Am besten fühle ich mich trotzdem, wenn ich früh aufstehe. Früh heißt leider nicht gegen 10 Uhr. Früh heißt vor 7 Uhr. In meinen besten Phasen stehe ich regelmäßig zwischen 5 und 6 Uhr auf und fühle mich großartig. Leider ist das eher die Ausnahme als die Regel. Zum einen halte ich das nur durch, wenn ich auch abends entsprechend früh ins Bett komme, am besten gegen 22 Uhr. Zum anderen ist es an freien Tagen einfach so verlockend, sich noch einmal im Bett umzudrehen ... und noch einmal ... und noch einmal ...

Schlafpause

Ich knirsche weniger, wenn ich nachts aufstehe. Nächtliches Aufstehen klingt unangenehm? Das ist es auch und darum mache ich es fast gar nicht mehr. Lieber schlafe ich entweder durch oder ich wache auf, drehe mich um und schlafe weiter. Vor ein paar Jahren war das anders. Da bin ich mitten in der Nacht einfach so aufgewacht, habe mich zerknirscht gefühlt und konnte nicht direkt wieder einschlafen. In solchen Nächten bin ich dann aufgestanden, habe ein paar sportliche Übungen gemacht, die Kaumuskulatur massiert, eine Kleinigkeit gegessen und mich nach einer Dreiviertelstunde wieder ins Bett gelegt. Das Schöne an solchen Nächten: Danach schlafe ich noch einmal tief und fest und kann fast sicher sein, entspannt und erholt aufzuwachen.

Als Motivationshilfe für das nächtliche Aufstehen kann man sich sagen, dass man auf eine alte Tradition zurückgreift. In einigen christlichen Orden war es früher üblich, morgens früh, noch mitten in der Nacht, aufzustehen und einen Abschnitt aus dem Stundengebet zu beten. In manchen Klöstern besteht diese Tradition auch heute noch und auch einige Muslime mit starker religiöser Überzeugung unterbrechen die Nacht für das erste Gebet des Tages.

Für das vorindustrielle Westeuropa ist bis ins späte 17., frühe 18. Jahrhundert die Praxis belegt, den Nachtschlaf in zwei lange Blöcke zu teilen und dazwischen zu lesen, zu beten, Sex zu haben oder sich zu unterhalten. Dieses Verhalten war kulturell geprägt, denn für Jäger-Sammler-Kulturen lässt es sich nicht belegen. So schreibt es Matthew Walker in „Das große Buch vom Schlaf“.

Schlafposition

Am meisten knirsche ich, wenn ich auf der rechten Seite schlafe. Drehe ich mich auf die linke Körperseite, knirsche ich weniger. Das hat möglicherweise mit Rechts-Links-Asymmetrien in meinem Schädel-Kiefer-System zu tun. Vor dem Spiegel kann ich gut sehen, dass meine oberen und unteren Zähne auf der linken Seite gut aufeinanderbeißen können, auf der rechten Seite gibt es aber kleine Abstände.

Es gibt eine Schlafposition, bei der ich zu 100 Prozent nicht mit den Zähnen knirsche. Es ist das Schlafen im Sitzen. Mir ist das aufgefallen, als ich im Auto als Beifahrer eingeschlafen bin. Wache ich nach 20 bis 30 Minuten Autoschlaf auf, dann fühlen sich meine Kaumuskeln und mein Schulter-Nacken-Bereich so entspannt wie nach einer Massage an. Durch die Schwerkraft fällt der Unterkiefer nach unten und Zähnepressen oder -knirschen sind nahezu ausgeschlossen. In einer ganz fiesen Phase mit viel Knirscherei habe ich deshalb für ein paar Nächte im Sitzen geschlafen. Das war tatsächlich hilfreich, mein Kopf- und Nackenbereich konnte sich entspannen. Auf die Dauer führt Sitzschlafen aber zu Rückenschmerzen. Der Wirbelsäule geht es bei meiner bevorzugten Schlafposition auf dem Rücken definitiv besser.

Jetzt bist du dran

Welche Raumtemperatur, Schlafzeiten und Liegepositionen verhelfen dir zu einem entspannten und knirschfreien Schlaf? Wenn du jeden Morgen an deiner Kaumuskulatur so eindeutig wie ich merkst, ob du geknirscht hast oder nicht, dann kannst du diese Fragen schnell und einfach beantworten. Ansonsten kannst du dem nächtlichen Zähneknirschen – aber nicht dem geräuschlosen Zähnepressen – mit einer App wie „Do I snore or grind“ auf die Schliche kommen. Solche Apps zeichnen die nächtlichen Geräusche im Schlafzimmer auf. Alternativ kannst du günstige Mundeinlagen wie den Aqualizer oder den Freebite verwenden, die ich dir später vorstelle. Solche Einlagen dämpfen nicht nur den Druck, sondern die hinterlassenen Spuren geben Aufschluss über Art und Ausmaß des Bruxismus. Falls du es ganz genau wissen willst, dann kannst du dir ein medizinisches Gerät oder eine Schiene mit Sensoren zulegen. Da sich im nächtlichen Bruxismus nicht selten die Ereignisse des Tages niederschlagen, kannst du außerdem ein Stresstagebuch führen.

Es versteht sich von selbst, dass das Zähnepressen tagsüber ebenfalls der Beobachtung wert ist. Mehr dazu später im Kapitel „Zähnepressen am Tag – die Behandlung von Wachbruxismus".

Eine kleine Warnung

Bei allem Lob der Selbstbeobachtung soll eine kleine Warnung nicht fehlen: Dein Leben ist zu einem gewissen Teil das, was du daraus machst. Du kannst all deine Energie in die Bekämpfung deiner Krankheiten und finanziellen Sorgen investieren. Dann beherrschen Krankheiten und finanzielle Sorgen dein Lebensgefühl und du wirst nach und nach zu einem knauserigen Hypochonder. Es ist in Ordnung, wenn du dir das als Lebensziel vornimmst.

Möchtest du dir aber andere Ziele stecken, dann wird dein Bruxismus mit einem Teil deiner Zeit und Energie auskommen müssen. So mache ich es jedenfalls und bin sehr zufrieden damit. Einen Teil meiner Zeit widme ich der Optimierung meiner Gesundheit, den größten Teil aber anderen Zielen, zum Beispiel Gutes zu tun oder einfach nur das Leben zu genießen.

Dorothee knirscht nicht mehr

Meine Freundin Dorothee hat aus meiner Sicht alles richtig gemacht und ist ein gutes Beispiel für den Umgang mit Zähneknirschen. Irgendwann bekam sie Schmerzen im rechten Ohr. Einfach so. Nachdem diese Schmerzen über einen gewissen Zeitraum nicht wieder weggingen, hat Dorothee ihrer Freundin Angelika davon erzählt. Angelika ist Heilpraktikerin und Osteopathin. „Falls der

HNO-Arzt nichts findet, komm ruhig zu mir“, sagte sie. So war es dann auch: Der HNO-Arzt fand nichts. Dorothee stehe aufgrund ihrer Symptome kurz vor einem Tinnitus, stellte er fest. Nur warum, das konnte er nicht sagen. Ein Grund war nicht zu finden. Glücklicherweise handelte es sich bei Angelika um eine kluge und gut informierte Osteopathin. „Ohrenschmerzen? Das könnte vom Zähneknirschen kommen.“ Schnell war auch der Grund gefunden, warum die Ohrenschmerzen nur auf der rechten Seite auftraten. Dorothees Zahnprothesen sorgten dafür, dass die rechten Zähne ein kleines Stückchen näher beieinander waren als die linken Zähne. Beim Schließen des Kiefers konnte sie also mit den rechten Zähnen schon wunderbar knirschen, während sich die linken Zähne noch nicht berührten. Durch eine osteopathische Behandlung am Kopf konnte Angelika die Schmerzen lösen. Toll, dass sie über solche Zusammenhänge Bescheid wusste.

!

Eine osteopathische Behandlung kann bei Ohrenschmerzen helfen.

Dorothee war nun ebenfalls schlauer und hat sich gefragt: „Was lässt mich denn mit den Zähnen knirschen? Was mache ich so ungern, dass ich dabei mit den Zähnen knirschen muss?“ Sie fand recht schnell eine Antwort: Wenn sie ihre Kinder abends ins Bett brachte, dann legte sie sich dazu. Eigentlich hatte sie dazu aber gar keine Lust. Sie wollte die wertvolle Zeit am Abend für sich und mit ihrem Mann nutzen. Aber die Kinder machten immer so ein Theater, wenn Dorothee sich nicht dazulegte. Theoretisch müssten sie es längst allein schaffen, einzuschlafen. Aber überfordern möchte eine fürsorgliche Mutter ihre Kinder dann ja auch nicht. So opferte Dorothee ihre Zeit am Abend und legte sich zu den Kindern ins Bett. Ohne Theater. Aber mit Knirschen. Denn eigentlich wollte sie ja etwas anderes. Mit dieser Erkenntnis entschloss sie sich zu einem zunächst schwierigen Schritt: Die Kinder mussten ab sofort allein einschlafen. Ihr angestrebtes Ziel hat Dorothee erreicht: Das Zähneknirschen und die Ohrenschmerzen sind nicht mehr wiedergekommen.

Schienentherapie – der Klassiker

Wie viele Menschen kennst du, denen von ihrem Zahnarzt eine sogenannte Aufbiss- oder Knirscherschiene verschrieben worden ist, also eine Kunststoffschiene für den Unter- oder Oberkiefer, die nachts getragen wird? Und wie viele sagen, dass die Schiene hilft? Leute mit Schienen kenne ich eine Menge. Subjektiv besser geht es kaum jemandem davon. Die meisten Betroffenen, mit denen ich gesprochen habe, benutzen ihre Schiene gar nicht mehr, weil sie im Mund stört und keine schnelle Besserung spürbar ist. Sie liegt irgendwo im Nachtkästchen, in der Ecke oder schon längst im Müll. Warum werden so viele Schienen hergestellt, aber nicht benutzt? Da läuft doch etwas schief.

Sinn und Zweck der klassischen Knirscherschiene

Doch geben wir der Schiene eine Chance und überlegen, was sie bringen könnte. Die wichtigsten Ziele von normalen Aufbissschienen sind:

> ! Knirscherschienen wirken vor allem langfristig.

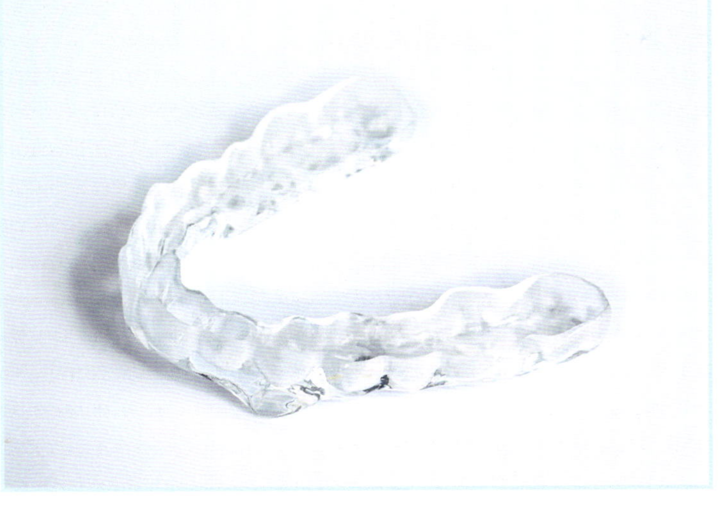

Die klassische Aufbiss- oder Knirscherschiene.

1. Die Schiene soll einen direkten Zahn-zu-Zahn-Kontakt beim Knirschen und Pressen verhindern. Die Zähne sollen sich nicht gegenseitig beschädigen, damit es nicht zur sogenannten Attrition kommt, einem Abtragen von Zahnsubstanz.

Empfehlung der S3-Leitlinie

„Im Rahmen der zahnärztlichen Behandlung von [Schlafbruxismus] können Schienen zum Schutz der Zähne im Schlaf eingegliedert werden, um durch die Unterbrechung der Zahn-zu-Zahn-Kontakte zuverlässig vor übermäßiger Attrition zu schützen." (S. 60)

2. Die Schiene kann die Kraft zwischen Ober- und Unterkiefer dämpfen. Eine Studienfreundin merkt sofort mehr Schmerzen in der Kaumuskulatur, wenn sie nachts ihre Schiene einmal vergessen hat.

Zitat aus der S3-Leitlinie

„Weiche Schienen führen ebenso wie harte Schienen zu einer Verringerung von Muskel- oder Gelenkschmerzen. Sie werden allerdings nicht bei Bruxismus empfohlen, da neben einer Aktivitätsminderung eine Aktivitätssteigerung der Kaumuskelaktivität beobachtet wurde. Harte Schienen haben zudem ein geringeres Risiko für Zahnstellungsänderungen." (S. 59)

3. Die Kaumuskeln arbeiten beim Knirschen und Pressen mit Schiene anders als ohne. Das bringt insgesamt eine Entspannung der Kaumuskulatur, aber nur für eine gewisse Zeit. Trägst du die Schiene jede Nacht, sind es doch wieder Nacht für Nacht dieselben Muskeleinheiten, die ranmüssen. Als Trick kannst du die Schiene „intermittierend" verwenden, indem du sie immer abwechselnd eine Woche lang benutzt und eine Woche lang

weglässt. Dadurch muss sich die Kaumuskulatur immer wieder umstellen und bleibt etwas entspannter. Als Nachteil hast du dann auch die anderen positiven Schieneneffekte nur jede zweite Woche – das Risiko von Schäden an der Zahnhartsubstanz steigt.

Zitate aus der S3-Leitlinie

„Es wird angenommen, dass Schienen eine Veränderung der neuromuskulären Reflexe verursachen und damit zu einer Neueinstellung zur Rekrutierung von Muskelfasern führt. Damit wird auch die Erklärung abgeleitet, warum der intermittierende Gebrauch von Schienen eine bessere Wirkung zeigt als die regelmäßige Trageweise." (S. 58)

Empfehlung der S3-Leitlinie

„Schienen können zur vorübergehenden Reduktion der Aktivität von [Schlafbruxismus] eingesetzt werden." (S. 60)

4. Eine Schiene soll Unebenheiten beim Aufbiss ausgleichen. Eine Fehlstellung des Kiefers oder der Zähne, eine ungleichmäßig ausgeprägte Kaumuskulatur oder nicht exakt passender Zahnersatz erschweren oder verhindern den Kontakt zwischen der oberen und unteren Zahnreihe. Das gibt ein komisches Gefühl. Der funktionale Biss, die ungestörte Okklusion, ist nicht möglich. Der ungleichmäßige Biss, die sogenannte Malokklusion, begünstigt das Zähneknirschen. Zumindest dachte man das früher. Mittlerweile stellt die Forschung den Zusammenhang zwischen ungleichmäßigem Aufbiss und Zähneknirschen in Frage. Manche Behandler und Patienten sehen dennoch das Gefühl eines gleichmäßigen Aufbisses als Argument für eine Schiene: Sie täusche eine gute Passung von Ober- und Unterkieferzähnen vor, sodass wir weniger Grund zum Knirschen haben.

5. Beim Knirschen und Pressen treffen durch diesen künstlich erzeugten gleichmäßigen Aufbiss nicht immer nur dieselben Zähne aufeinander, zum Beispiel nur die Mahlzähne ganz hinten oder nur die Zähne auf der linken Seite, je nach Fehlstellung. Durch die Schiene wird der Druck gleichmäßig auf alle Zähne verteilt und auch die Muskeln werden gleichmäßiger beansprucht. Der gleichmäßigere Muskeleinsatz wirkt dann einer einseitigen Ausbildung der Kaumuskulatur und Abnutzung der Zähne entgegen und beugt somit weiteren Problemen vor. Wenn beispielsweise bei einem Betroffenen ohne die Schiene ständig die linken Eck-, Backen- und Mahlzähne von Ober- und Unterkiefer aneinander reiben oder aufeinandergepresst werden, dann wird die linke Kaumuskulatur beim Knirschen deutlich mehr angestrengt als die rechte. Die Muskeln auf der linken Kopfseite wachsen, denn sie werden ständig trainiert. Nach einer gewissen Zeit ist dann die Kaumuskulatur links deutlich stärker als rechts. Das sorgt für noch mehr Ungleichheiten im Kausystem. Der Betroffene wird fast automatisch auch tagsüber beim Essen viel mehr auf der linken Seite kauen als auf der rechten, weil er auf der linken Seite mehr Kraft hat und das Kauen leichter fällt. Das Beispiel habe ich nicht zufällig gewählt, denn genauso ist es bei mir. Einige Zeit habe ich unbewusst vorwiegend auf der linken Seite mein Steak zerkleinert. Mittlerweile trainiere ich die rechten Kaumuskeln, indem ich mich immer wieder ganz bewusst als Rechtskauer betätige. Aber nur, wenn ich Zeit habe. Das dauert nämlich länger und funktioniert nicht so gut wie links.

Wenn man diese Ziele von Knirscherschienen vergleicht, dann fällt auf: Die meisten sind langfristige Ziele. Der Effekt ist nicht unbedingt spürbar. Das könnte ein Grund sein, warum viele Patienten ihre Schienen nicht benutzen. Wenn sie keine positive Wirkung merken, dann sehen sie keinen Grund, dieses nervige Ding in ihrem Mund zu tolerieren.

Schiene allein ist zu wenig

Was machst du jetzt mit deiner Schiene? Wenn du keine Verschlimmerung durch das Tragen der Schiene bemerkst, dann ist sie wahrscheinlich gut für dich, weil sie deine Zahnsubstanz schützt und im günstigen Fall den muskulären Druck etwas abmildert. Hast du aber den Eindruck, dass du mit Schiene stärkere Beschwerden hast als ohne, dann beschäftige dich damit und hol eine zweite Meinung oder ergänzende Perspektiven ein.

Das ist auch deshalb sinnvoll, weil für eine wirksame Behandlung einer CMD eine gute Zusammenarbeit verschiedener Fachrichtungen von entscheidender Bedeutung ist. Michael Seitz vom Dentallabor Seitz in München formuliert unmissverständlich: „Eine Schiene funktioniert nie ohne Osteopathen oder Physiotherapeuten." Eine Ausnahme seien Biofeedbackschienen, die „einen ganz anderen Ansatz" verfolgen. Der Zahntechnikermeister hat viele Jahre Erfahrung und legt großen Wert auf die gute interdisziplinäre Vernetzung seines Dentallabors. Zum komplexen Thema CMD sagt er klipp und klar: „Einzelkämpfer kommen da nicht besonders weit."

Frag deinen Zahnarzt, wie er mit Physiotherapeuten oder anderen Fachrichtungen wie Neurologen, Osteopathen oder Psychotherapeuten bei der Behandlung deiner CMD zusammenarbeiten möchte. Falls dich seine Antwort nicht überzeugt, ist es vielleicht nicht der richtige Arzt für dein Problem. Möglicherweise ist er genial bei der Behandlung von Karies und im Bereich Zahnfüllungen, aber Bruxismus ist nicht sein Spezialgebiet.

> !
> Dentallabore bieten Informationsgespräche für Patienten an und kennen die Stärken sowie Schwächen der örtlichen Zahnärzte.

Tipps aus dem Dentallabor

Beim Gespräch mit Michael Seitz hat mich überrascht, dass Dentallabore persönliche Informationsgespräche für Patienten anbieten. Diese Gespräche können die Beratung durch einen Zahnarzt selbstverständlich nicht ersetzen. Aber als eine zweite Meinung können sie durchaus hilfreich sein. Dentallabore arbeiten außerdem häufig mit vielen lokalen Zahnärzten zusammen und haben manchmal eine Idee dazu, welcher Zahnarzt sich mit einer bestimmten Problematik besonders gut auskennt.

Es gibt sogar eine Website, die für kostenfreie Beratung im Dentallabor wirbt: Padento. Padento vermittelt ein Informationsgespräch in einem Dentallabor, bei dem du eine zweite Meinung bekommen kannst. Die Website spricht vor allem von Zahnersatz, aber Dentallabore mit entsprechender Erfahrung können auch Informationen zu den verschiedenen Möglichkeiten bei Knirscherschienen geben.

Große, kleine, dicke, dünne: Schienen für jedes Problem

Mittlerweile gibt es eine Unzahl von unterschiedlichsten Schienen. Wahrscheinlich könnte man ein eigenes Buch darüber schreiben. Es gibt Schienen für den Ober- und Unterkiefer, weiche und harte, individuell angepasste und Schienen in Einheitsgrößen. Manche Schienen verfolgen ganz spezielle Ziele. Zum Beispiel kann es bei Atmungsstörungen im Schlaf sinnvoll sein, den Unterkiefer ein klein wenig nach vorn zu schieben:

Empfehlung der S3-Leitlinie

„Wenn Bruxismus bei Patienten mit einer [schlafbezogenen Atmungsstörung] auftritt, können bimaxilläre Unterkiefer-Protrusionsschienen (UPS) erwogen werden." (S. 61)

Auf drei Arten von Zahnschienen möchte ich eingehen und dir zur Vorsicht raten, denn du bewirkst damit eventuell eine ungewollte Kieferorthopädie:

1. Erstens möchte ich von meiner eigenen Erfahrung mit einer Schiene erzählen, die das Vorschieben des Unterkiefers verhindern sollte, die sogenannte Protrusion. Sie kann bei Bruxismus vorkommen. Ich habe die Schiene aus meiner CMD-Zahnarztpraxis bekommen und für einige Monate getragen. Die Schiene habe ich für die Nacht im Oberkiefer eingesetzt. Vor meinen unteren Schneidezähnen ging ein Stück der Schiene wie eine kleine Platte nach unten. Ich konnte meinen Unterkiefer also nicht nach vorn schieben, weil die unteren Schneidezähne vor die Platte stießen. Zumindest in der Theorie. In der Praxis ist es leider eine Frage der Kraft – und davon habe ich beim nächtlichen Zähneknirschen eine Menge aufgebracht. Meine Schneidezähne wurden nach innen gedrückt und die Zahnhälse wurden teilweise freigelegt. Das aber lässt sich nicht rückgängig machen. In dem Moment, als mir das klar wurde, kam mir kurz die Idee, den Zahnarzt zu verklagen. Aber ich habe nur die Praxis gewechselt.
2. Auch die zweite Warnung hat mit den Schneidezähnen zu tun. Bei den sogenannten Jig-Schienen wird ein Block zwischen den oberen und unteren Schneidezähnen eingesetzt. Die Schneidezähne sind die Sensibelchen deines Gebisses. Wenn du sie aufeinanderbeißt, machst du das nicht mit Kraft, sondern sehr behutsam. Auch in der Nacht ist der Druck geringer als beim Knirschen und Pressen der Backen- und Mahlzähne. Deshalb können Jig-Schienen eine schnelle Erleichterung bringen. Aber Achtung, auch sie können auf Dauer eine ungewollte Veränderung der Zahnstellung bewirken und dadurch einen gleichmäßigen Biss verhindern. In Rainer Schöttls BiteBlog findest du eine ausführliche Erläuterung und Fotos von einem vorne offenen Gebiss, bei dem sich die Schneidezähne nicht mehr treffen können.
3. Drittens sei vorsichtig bei Schienen aus weichen Materialien. Erstens können sie durch den sogenannten Kaugummieffekt dazu verleiten, auf ihnen herumzukauen. Das ist nicht sinnvoll für Bruxisten. Zweitens können auch sie auf Dauer zu Zahnfehlstellungen

führen. Das solltest du beachten, wenn dir online günstige Schienen im freien Verkauf angeboten werden. Sie sind fast immer aus weichem Material. Sie können für eine Übergangszeit hilfreich sein, eignen sich aber nicht als Dauerlösung.

Wie also sollte eine Schiene beschaffen sein, die für längere Zeit verwendet wird?

Empfehlung der S3-Leitlinie
„Aufgrund der geringsten Nebeneffekte sollten über einen längeren Zeitraum harte Schienen verwendet werden, die alle Zähne bedeck[en]." (S. 61)

Statement der S3-Leitlinie
„Schienen sind im Ober- wie im Unterkiefer einsetzbar." (S. 61)

Bei Kindern sollte soll die Gebissentwicklung nicht gestört werden:

Empfehlung der S3-Leitlinie
„Schienen können bei Kindern kurzfristig erwogen werden. Nach Abschluss der Gebissentwicklung können Schienen wie bei Erwachsenen eingesetzt werden." (S. 61)

Für eine unkomplizierte Eingewöhnung kannst du deine Schiene auch tagsüber tragen:

Schiene tagsüber tragen: Tipp von Zahnarzt Schau
https://schluss-mit-zaehneknirschen.de/tagsueber

CMD-Zahnarztpraxis – das wird teuer

In einer Facebook-Selbsthilfegruppe gab es eine Diskussion über Aufbissschienen, Zahnärzte und CMD-Praxen. Das einstimmige Ergebnis: Teuer wird es immer. Die meisten Diskussionsteilnehmer haben einen mittleren vierstelligen Betrag gezahlt, ungefähr 4.000 bis 6.000 Euro. Dafür bekamen sie eine Behandlung und eine Schiene, die bei vielen keine wirkliche Besserung brachte.

!

Umfassende CMD-Behandlungen zahlt die Krankenkasse nicht.

Das mag auch an der Zusammensetzung einer solchen „Betroffenengruppe" liegen: Wer nach einer CMD-Behandlung keine Probleme hat, lebt in der Regel zufrieden sein Leben weiter und wird sich schöneren Dingen widmen als einer Facebook-Selbsthilfegruppe. In einer solchen Gruppe finden sich genau die Patienten zusammen, bei denen eine Behandlung keinen Erfolg gebracht hat, denn sie haben weiterhin Leidensdruck und suchen nach Abhilfe. Deshalb wundert es mich nicht, wenn eine Selbsthilfegruppe nicht unbedingt voll von Erfolgsgeschichten ist.

Immerhin, eine Erfolgsgeschichte findet sich doch in der Facebook-Gruppe: So berichtet eine Betroffene, dass sie seit ihrer bimaxillären Operation – das ist eine Operation an Ober- und Unterkiefer zugleich – völlig schmerzfrei ist und keine Probleme mehr hat. Klingt gut, oder? Sie beschreibt dann allerdings, dass bei der OP sowohl ihr Ober- als auch ihr Unterkiefer gewollt und geplant gebrochen worden sind, um sie neu anzuordnen. Puh. Das klingt heftig. Wer sich zu einer solchen Operation entschließt, muss wirklich hohen Leidensdruck gehabt haben. So ein Eingriff ist auch nicht ohne Risiko. Eine andere Facebookerin erzählt zum Beispiel, dass sie seit ihrer Bimax-OP den Unterkiefer gar nicht mehr bewegen kann. Schreckliche Vorstellung. Ich möchte deshalb mein Zähneknirschen lieber ohne Knochenbrüche hinter mir lassen – da wird es doch einen Weg geben!

Ein solcher Weg hat mich wie einige andere Facebook-Diskussionsteilnehmer in eine CMD-Zahnarztpraxis geführt. Wie die anderen kann auch ich bestätigen: Teuer wird es, das stimmt. Ein mittlerer vierstelliger Betrag war es auch bei mir. Der Effekt? Das ist schwer zu sagen: Es gab solches und solches. Vielleicht fange ich einfach vorn an: Ich habe mir eine Zahnarztpraxis ausgesucht, deren Inhaber sich in Sachen CMD weitergebildet hat und außerdem für eine ganzheitliche, naturkundliche Ausrichtung der Praxis steht. Die Homepage und die Bewertungen in den Ärzteportalen haben mich überzeugt und die naturkundliche Ausrichtung hat mir gefallen.

Ganzheitliche Zahnheilkunde

Ich bin immer etwas skeptisch, wenn Eingriffe in den Körper gemacht werden. Naturkundliche und ganzheitlich ausgerichtete Ärzte gehen nach meinem Eindruck behutsamer vor und überlegen sich besser, ob ein Eingriff wirklich notwendig ist oder nicht. Jedenfalls habe ich das so erlebt. Einmal hat mir ein Gastroenterologe eine Magen- und Darmspiegelung verschrieben, ohne ein einziges Mal zu fragen, ob ich mich eigentlich vernünftig ernähre. Bei einem ganzheitlich ausgerichteten Kollegen wäre das vermutlich nicht passiert.

> !
>
> Ganzheitlich orientierte Ärzte gehen meist minimal-invasiv vor. Das heißt: Sie raten nur dann zu starken Eingriffen in das Körpersystem, wenn kleinere Eingriffe nicht zum Ziel führen.

Gleichwohl ist der Schriftzug „ganzheitlich“ am Eingang einer Arztpraxis keine Garantie. Der Begriff ist nicht geschützt und wer Geld machen möchte, kann vielleicht auch mit seiner angeblichen Ganzheitlichkeit Patienten anlocken. In aller Regel habe ich aber gute Erfahrungen mit Ärzten und Therapeuten gemacht, die sich ganzheitlich oder naturkundlich nennen. In meiner CMD-Praxis fällt mir zunächst positiv auf, dass sich der Zahnarzt viel Zeit nimmt, um mir zuzuhören, meine Symptomatik und mein Anliegen zu verstehen und mir seine Ideen dazu zu erklären.

Qualitätsmerkmal: Interdisziplinäres Arbeiten

Für eine gute Abstimmung mit anderen Fachrichtungen arbeiten einige CMD-Praxen interdisziplinär. Dort finden sich dann Zahnärzte, Kieferorthopäden, Physiotherapeuten und Psychotherapeuten unter einem Dach. Sie stimmen ihre Vorgehensweise miteinander ab und profitieren vom Wissens- und Erfahrungsaustausch. Das ist die Art von Medizin, die ich mir wünsche. Im Unterschied dazu war meine CMD-Praxis eine reine Zahnarztpraxis.

Das hatte für mich zum einen praktische Gründe, denn die Zahnarztpraxis lag einfach viel näher an meinem Wohnort. Zum anderen sahen die Rechnungsbeträge der multiprofessionellen CMD-Praxen im Internet deutlich höher aus. Außerdem habe ich tatsächlich bei einer solchen Praxis angerufen und die Auskunft erhalten, man sei dermaßen von Patienten überlaufen, dass es auf absehbare Zeit keine freien Termine mehr gebe. Man würde mich zurückrufen, wenn sich das ändert. Auf den Rückruf warte ich mittlerweile seit drei Jahren. Meine CMD-Praxis war also eine reine Zahnarztpraxis.

Aber immerhin wusste der Zahnarzt, wie wichtig die Zusammenarbeit mit anderen Spezialisten ist. Daher hat er mir Physiotherapie verschrieben.

Vor der Schiene erst mal locker machen

Bei vielen Betroffenen von Bruxismus und CMD steht der Unterkiefer nicht so, wie er stehen sollte. Er ist leicht verschoben oder schief. Vielleicht, weil ein Kiefergelenk in seiner Beweglichkeit eingeschränkt oder die Kaumuskulatur ungleichmäßig ausgeprägt ist. Größe und Kraft der einzelnen Kaumuskeln entsprechen nicht dem gleichmäßigen Ideal von anatomischen Grafiken. Stattdessen sind manche Muskeln stärker trainiert als üblich, weil sie beispielsweise bei Kaubewegungen ein Problem des rechten Kiefergelenks ausgleichen müssen. Mein CMD-Zahnarzt wusste das und hat daher diese Reihenfolge für meine Behandlung gewählt, die ich auch im Rückblick für sinnvoll und empfehlenswert halte:

1. Zunächst soll die Kaumuskulatur unter anderem durch Physiotherapie gelockert werden, damit der Unterkiefer möglichst in seine natürliche Position rutscht und nicht etwa durch Muskelverspannungen in einer Fehlstellung gehalten wird.
2. Dann sollen die Zahnkontakte und Kieferbewegungen sehr genau erfasst werden. Anhand der gewonnenen Daten soll dann die für mich ideale Schiene erstellt werden.

Alles klar. Gleich zu Beginn der Behandlung erlebe ich dank einem erstaunlich einfachen Hilfsmittel eine richtig gute Phase mit viel weniger Knirschen als zuvor – dank dem Aqualizer.

Stoßdämpfer im Mund – Aqualizer

!

Der Aqualizer eignet sich am Anfang einer Bruxismusbehandlung, kann eine Schiene auf Dauer aber nicht ersetzen.

Ich bin ein Fuchs und laufe durch den Wald. Um mich herum überall Bäume, sonst nichts. Ich laufe als Fuchs durch den Wald und ich belle. Ich belle immer wieder. Können Füchse überhaupt bellen? Egal, ich bin ein Fuchs, ich laufe durch den Wald und ich belle. Ich mache den Mund auf und zu. Äh, ich meine natürlich die Schnauze. Auf und zu, auf und zu, auf und... peng. Ein Geräusch. Ein Knall. Nein, kein Schuss eines Jägers. Dazu war der Knall viel zu leise. Vielmehr habe ich es mal wieder geschafft, im Schlaf meinen Aqualizer® durchzubeißen.

Der Aqualizer®.

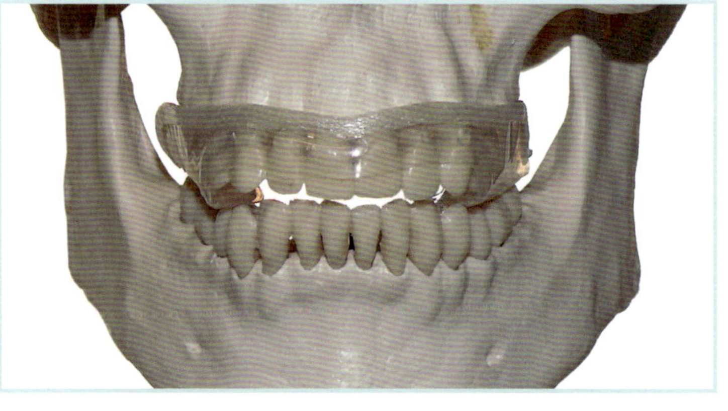

Ich stehe auf, werfe ihn weg, befreie einen neuen Aqualizer von seiner Verpackung und setze ihn auf meine Zähne. Mein Zahnarzt hat mir einen für zu Hause mitgegeben. Als schnelle Soforthilfe. Mir hat dieses kleine Ding so gut geholfen, dass ich gleich weitere bestellt habe. Der Aqualizer wirkt mit Aqua, mit Wasser also. Es handelt sich um zwei kleine Wasserkissen, die links und rechts zwischen die oberen und unteren Mahlzähne gesteckt werden. Die beiden Wasserkissen sind durch einen kleinen Schlauch verbunden, der oberhalb der Zähne hinter der Oberlippe verläuft. Unscheinbar, nicht zu sehen, kaum störend. Der Aqualizer lässt sich mit einem einzigen Handgriff in den Mund einsetzen oder wieder herausnehmen. Und er ist so günstig, dass ein Zähneknirscher ihn ohne großes finanzielles Nachdenken testen kann. Ein Aqualizer kostet zwischen 20 und 30 Euro, je nachdem, wo man ihn bestellt. Der einzige Haken bei den Dingern: Wenn man gerade mal wieder als Fuchs durch den Wald läuft, dann beißt man sie kaputt. Und das geht auch ohne Fuchstraum. Meine Aqualizer haben im Durchschnitt ungefähr zwei bis drei Wochen gehalten. Dann kam eine Nacht, in der ich etwas heftiger die Zähne aufeinandergepresst habe, und, tada, wieder war ein Aqualizer kaputt. Dennoch habe ich immer wieder neue gekauft, weil die Wirkung einfach genial war. Ich bin wesentlich entspannter und erholter aufgewacht, was ich auf zwei Effekte zurückführe:

1. Erstens habe ich weniger geknirscht bzw. gepresst, weil dieser ungewohnte Aqualizer zwischen meinen Zähnen mich davon abgehalten hat.
2. Zweitens waren der Druck und die Muskelanspannung deutlich geringer, wenn ich doch geknirscht habe. Denn der Druck wurde durch die Wasserkissen abgedämpft.

Wichtig: Der Aqualizer eignet sich am Anfang einer Bruxismusbehandlung, kann eine Schiene auf Dauer aber nicht ersetzen. Eine gute Schiene bedeckt alle Zähne, das Wasserkissen aber nur die

Mahlzähne. Ich vermute, dass der Dauereinsatz von Aqualizern unbeabsichtigte Zahnfehlstellungen nach sich ziehen könnte, wie ich sie im Schienenkapitel beschrieben habe. Falls dir Aqualizer ähnlich gut helfen wie mir, sprich daher bitte mit deinem Zahnarzt über die sinnvolle Dauer des Einsatzes.

Abschleifen der Mahlzähne? Besser nicht!

Eine Zeit lang habe ich mich gefragt, ob ich vielleicht besser dauerhaft bei den Aqualizern geblieben wäre. Seit einem Missverständnis mit meinem damaligen CMD-Zahnarzt besteht diese Option für mich allerdings nicht mehr. Dazu kam es so:

Am Anfang der Behandlung wurde ein Heil- und Kostenplan erstellt. Darin waren allerlei Maßnahmen aufgeführt. Zu diesen Maßnahmen zählte auch ein leichtes Abschleifen der Mahlzähne. Ob ich das wirklich wollte, war ich mir damals nicht so sicher. Schließlich ist das Abschleifen von Zähnen nicht rückgängig zu machen. Ich sprach also mit dem Personal in der Praxis, denn der Zahnarzt kümmerte sich nicht selbst um den Heil- und Kostenplan. Dafür hatte er Angestellte. Die erklärten mir, ich müsse mich nicht direkt entscheiden. Vor jedem einzelnen Schritt des Heil- und Kostenplans werde der Arzt mit mir sprechen und es werde nichts passieren, was ich nicht wolle. Gut. Ich habe also unterschrieben.

Dummerweise gab es dann einen Tag, an dem es mir nicht gut ging und ich ziemlich neben mir stand. An diesem Tag stand ein Termin in der Praxis an, doch ich habe nicht groß darüber nachgedacht, welchen Behandlungsschritt der Zahnarzt heute geplant hatte. Erst mitten in der Behandlung dämmerte mir, dass da gerade in meinem Mund etwas passierte, was ich gar nicht wollte: Meine hinteren Mahlzähne wurden abgeschliffen. Blöd. Ich wollte doch ohne Zahnsubstanzverlust durch die CMD-Behandlung kommen. Aber jetzt war es zu spät und es war einfach passiert: Meine Mahlzähne waren ein kleines bisschen niedriger als zuvor.

Über sein Vorhaben gesprochen hatte der Zahnarzt an diesem Morgen nicht. Vielleicht hatte er so wie ich einen schlechten Tag und stand neben sich.

Ich ging also mit etwas weniger Zahnsubstanz und etwas weniger Geld, aber immer noch neben mir stehend nach Hause. Die Aqualizer haben mir seitdem leider nichts mehr gebracht, weil nun der Abstand zwischen den unteren und oberen Mahlzähnen einfach zu groß war. Ich habe online nach Aqualizern mit einem größeren Volumen gesucht. Doch selbst die größten bzw. höchsten Aqualizer haben mir nicht geholfen. Schade. Vielleicht muss ich die selbst entwickeln und produzieren lassen.

Das Ziel des Eingriffs war, den Druck beim Zähnepressen zu vermindern. Vor dem Eingriff waren es genau die nun leicht abgeschliffenen hinteren Mahlzähne gewesen, die ich stark aufeinandergepresst hatte. Entsprechend trainiert waren meine Massetermuskeln und entsprechend ausgeprägt meine Hamsterbacken. Tatsächlich sind Druck und Schmerzen in diesem Bereich meines craniomandibulären Systems zurückgegangen. Ob das wirklich gut war, das ist die spannende Frage. Denn ich habe dann zwar die hinteren Zähne weniger aufeinandergepresst, dafür aber offensichtlich die vorderen mehr: Mir taten jetzt die hinteren Kaumuskeln weniger weh, doch die vorderen mehr. Das Zähnepressen hatte sich einfach nur nach vorn verlagert.

Was mein Zahnarzt anscheinend nicht wusste: Nach aktuellem Forschungsstand bringen das Abschleifen von Zähnen oder die Verwendung von Zahnersatz, sogenannte „definitive okklusale Maßnahmen“, nichts gegen Zähnepressen und -knirschen. Lediglich Folgeerscheinungen können auf diese Weise sinnvoll behandelt werden, etwa aus ästhetischen Gründen.

!

„Definitive okklusale Maßnahmen" wie das Abschleifen von Zähnen helfen nicht gegen Zähneknirschen.

Empfehlungen der S3-Leitlinie

„Zur kausalen Behandlung von Bruxismus sollen definitive okklusale Maßnahmen nicht eingesetzt werden." (S. 71)

„Definitive okklusale Maßnahmen können aus funktionell-ästhetischen oder prothetischen Gründen erwogen werden, um die Folgen des Bruxismus (z. B. nicht-kariöser Zahnhartsubstanzverlust und/oder Verlust von Restaurationsmaterialien) auszugleichen. Definitive okklusale Maßnahmen unterliegen jedoch einem höheren biologischen und technischen Risiko, worüber Patienten aufgeklärt werden sollten." (S. 71)

Da sich bei mir das Zähnepressen durch das Abschleifen der Mahlzähne nach vorn verlagert hatte, habe ich nach einer Art Aqualizer für die Eck- und Backenzähne gesucht und bin auf den Freebite Air® gestoßen. Der ist, wie der Name sagt, nicht mit Wasser gefüllt, sondern mit Luft. Auch er dämpft den Druck. Er soll nicht dauerhaft getragen werden, damit der Unterkiefer sich nicht an eine falsche Stellung gewöhnt. Das wäre nämlich schlecht. Aber wenn durch das Knirschen alles weh tut, ist das ja auch schlecht.

Angesichts dieser zwei ungünstigen Wahlmöglichkeiten habe ich mich eine Zeit lang lieber für das erste „schlecht" entschieden und den ein oder anderen Freebite Air geschrottet. Das war eine größere Herausforderung als das schnell erledigte Kaputtbeißen eines Aqualizers. Bei mir jedenfalls haben die Freebites im Durchschnitt deutlich länger gehalten als die Aqualizer. Falls du Genaueres über die Vor- und Nachteile von Aqualizern, Freebites und ihren Freunden wissen willst, kann ich dir den BiteBlog von Rainer Schöttl empfehlen. Darin wird gut erläutert, unter welchen Voraussetzungen welches kleine Helferlein am besten zum Einsatz kommt.

Mich hat der Aqualizer zu einer anderen unerwarteten Erkenntnis geführt: Mein Bruxismus beschränkt sich nicht auf die

Nacht. Als ich den Aqualizer testweise auch tagsüber getragen habe, war es eindeutig zu merken: Ich habe immer wieder mal darauf gebissen. Nur kurz, dann bin ich durch den Aqualizer darauf aufmerksam geworden und habe es wieder sein gelassen. Vielleicht kann der Aqualizer auch dir helfen, deinen Bruxismus tagsüber einschätzen zu können. Nicht alle Bruxisten pressen die Zähne am Tag aufeinander und nicht alle tun es in der Nacht. Aber manche machen beides. Da der Aqualizer kaum stört und man sogar fast normal mit ihm reden kann, kannst du das unkompliziert ausprobieren.

!

Der unauffällige Aqualizer kann auch gegen Wachbruxismus eingesetzt werden.

Meine erste Knirscherschiene

Nach der Soforthilfe durch den Aqualizer und etwas Physiotherapie zur Lockerung der Kaumuskulatur hat mein CMD-Zahnarzt meinen Biss registriert und eine Schiene erstellen lassen. Diese Schiene habe ich fortan getragen. Was sie mir gebracht hat? Das ist schwer zu sagen. Ich habe in den Monaten danach weniger geknirscht. Aber ob das an der Schiene lag oder eher an der zuvor erfolgten Physiotherapie, das ist unklar. Ob ich die Schiene von meinem heutigen Standpunkt aus wieder kaufen würde? Wahrscheinlich nicht, weil ich mittlerweile auf eine Biofeedbackschiene gewechselt habe, die mir besser hilft und noch dazu deutlich günstiger ist.

Leidenschaftliche Bruxisten sollten sich nachts etwas zwischen die Zähne packen, um die Zahnsubstanz zu schützen, ganz klar. Das muss jedoch nicht unbedingt die klassische Schiene sein. Was ich hingegen sofort wieder in Anspruch nehmen würde und auch regelmäßig tue, sind Physiotherapie und Osteopathie.

Physiotherapie und Übungen: Massiere den Masseter!

Ich hätte nicht gedacht, dass mir ein Zahnarzt Physiotherapie verschreibt. Zuvor hatte ich Physiotherapie mit Gymnastikbällen und Wasserhanteln verbunden, aber ganz bestimmt nicht mit dem Kiefer und den Kaumuskeln. Eine Physiotherapeutin mit CMD-Zusatzausbildung habe ich gleich im Nachbarort gefunden: Sie war super. Ganz nebenbei hat sie mir erzählt, dass nach ihrer Meinung jeder Patient nach einer Weisheitszahn-OP unbedingt eine Physiotherapie machen sollte. Wegen der brachialen Gewalt, mit der die Zähne herausgebohrt und herausgebrochen werden.

Masseter: doppelseitige Massage

Von den vielen Übungen, die mir die Physiotherapeutin gezeigt hat, lag für mich der größte Aha-Effekt in der Masseter-Massage. Der Masseter ist im Verhältnis zu seiner Größe der kräftigste menschliche Muskel. Er befindet sich ungefähr da, wo beim Hamster die Hamsterbacken sind. Ich hatte zuvor immer wieder einmal einen schmerzenden Masseter bemerkt und von außen an ihm herumgedrückt.

Ich wusste damals noch nicht, dass man den Masseter sehr gut zwischen zwei Finger nehmen kann. Dafür nehme ich den Daumen der rechten Hand und fahre damit innen auf der linken Seite meines Mundes ganz nach hinten. Der Zeigefinger der rechten Hand gleitet dabei außen am Mund vorbei. Wenn ich dann zupacke, habe ich den Masseter mit dem Daumen von der Innenseite des Mundes und mit dem Zeigefinger von der Außenseite. Es gibt kaum einen Muskel im menschlichen Körper, den man auf diese Weise beidseitig massieren kann. Aber mit dem Masseter geht das.

Mir haben die Masseter-Massage, die Physiotherapie und die Aqualizer einige Entspannung gebracht. Diese Entspannung ist wichtig, bevor die Zahnabdrücke für eine individuelle Schiene genommen werden, denn angespannte Kaumuskeln ziehen den Kiefer in eine unnatürliche Position. Eine darauf angepasste Aufbissschiene wird den Kiefer nicht in seiner natürlichen Funktion unterstützen. Daher gefällt mir die Vorgehensweise meines CMD-Zahnarztes auch im Rückblick sehr gut. Erst die Entspannung, dann die Bissregistrierung für die Schiene.

> ! Vor der Anfertigung einer teuren, individualisierten Schiene empfiehlt sich eine Lockerung der Kaumuskulatur durch Physiotherapie.

Wie findet man gute Übungen?

Um den Unterkiefer zunehmend in seine natürliche Ruheschwebe zu bringen, kannst du aus vielen Übungen auswählen. Solche Übungen findest du in Büchern, auf Websites und in Videos. Kannst du dabei etwas falsch machen? Ja. Dr. Torsten Pfitzer erzählte mir in seiner Münchner Praxis für ganzheitliche Rückengesundheit, wie innerhalb kurzer Zeit mehrere Patienten mit den gleichen Nackenproblemen zu ihm kamen. Es stellte sich heraus: Alle hatten dieselbe Übung aus einem YouTube-Video gemacht.

Am besten greifst du also auf die Übungsanleitungen von qualifizierten Therapeuten zurück. Als qualitativ hochwertig schätze ich zum Beispiel die Angebote von Torsten Pfitzer und Kay Bartrow ein.

Übungsempfehlungen auf meinem Blog

Nach meiner Einschätzung gute Übungsquellen findest du unter: https://ichstark.com/kieferübungen

Wenn ich alle Bücher und Videos mit Übungen zusammennehme, kenne ich mindestens 150 Übungen gegen Bruxismus und CMD. Die kann ich nicht alle regelmäßig machen. Mache ich auch nicht. Aber ich probiere mal die eine, mal die andere Übung aus. Wenn mir eine Übung besonders schwerfällt, ist das wahrscheinlich genau die richtige Übung für mich. Denn dann werden genau die

!

Wenn eine Übung bei dir mittlere oder starke Schmerzen auslöst, stopp sofort damit und besprich dich mit Fachleuten.

Muskeln trainiert, die bei mir am schwächsten sind, die Faszien gedehnt, die bei mir am meisten verklebt sind oder die Gelenke mobilisiert, die am stärksten in ihrer Bewegungsfreiheit eingeschränkt sind.

Während leichte Schmerzen etwa beim Dehnen eines verspannten Muskels in einem gewissen Maß „normal" sein können (nicht müssen), sind mittlere und starke Schmerzen ein Warnsignal des Körpers. Das musst du ernst nehmen und mit der Übung aufhören.

Kein Fabelwesen: Die Massagefee

Falls du für eine Selbstmassage des Masseters oder der Nackenmuskulatur nicht genug Kraft mit den Fingern aufbringen kannst oder so wie ich nicht ganz so lange durchhältst, dann kann als kleine

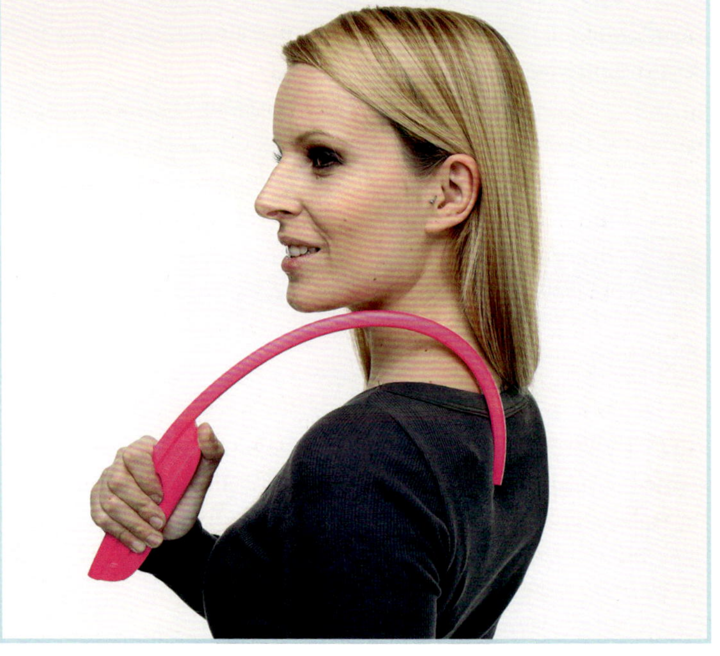

Die Massagefee®.

Helferin die Massagefee® nützlich sein. Das ist ein gebogener Stab mit einem Massage-Knubbel am oberen Ende.

Der Sportwissenschaftler Jan Lingen stellt in seinem YouTube-Video „Masseter Triggerpunkte & Kieferschmerzen lösen mit der Massagefee" drei Techniken vor, wie du mit der Massagefee den Masseter massieren kannst. Die Massagefee eignet sich aber nicht nur für den Masseter, sondern du kannst sie fast am gesamten Körper einsetzen. Ich finde sie besonders hilfreich, um den Nackenbereich und die Muskeln zwischen Schulterblatt und Wirbelsäule zu erreichen. Ohne Hilfsmittel ist das gar nicht so einfach und wird schnell anstrengend. Gerade in diesen Bereichen bin ich aber immer wieder verspannt, und zwar besonders dann, wenn ich in der Nacht richtig schön kräftig mit den Zähnen gepresst habe. Dann wache ich morgens auf und die Muskeln im oberen Rücken tun weh.

> **!** Mittlerweile gibt es diverse Anbieter gebogener Massagestäbe.

Der Masseurin Daniela Trinkl ging es mit der Entwicklung der Massagefee um das Lösen von Triggerpunkten. Deren Rolle ist in der Physiotherapie umstritten. Ein Triggerpunkt ist – vereinfacht gesagt – eine Verspannung oder Verhärtung im Muskel. Masseurin Trinkl unterscheidet aktive Triggerpunkte, die ständig wehtun. Passive Triggerpunkte schmerzen nur dann, wenn man darauf drückt, und bei Satelliten-Triggerpunkten strahlt der Schmerz an andere Körperstellen aus.

Um einen Triggerpunkt zu lösen, kann man einen gewissen Druck auf ihn ausüben und dabei diesen Bereich ganz bewusst entspannen.

Ich nutze die Massagefee auch unabhängig von konkreten Triggerpunkten. Es tut einfach gut, sich den Rücken zu massieren. Die Durchblutung wird gefördert und das fühlt sich gut an. Ganz nebenbei werden durch die bessere Durchblutung Abfallprodukte des Stoffwechsels und Giftstoffe aus den Muskeln abtransportiert.

Faszienbehandlung durch Cupping

Der Faszienforscher Dr. Robert Schleip sieht bei Zähneknirschen und CMD „die Faszie nicht als Hauptübeltäter, sondern als kleine, bescheidene Beitragskomponente, die trotzdem interessant ist". Für Bruxismus könne ein Teufelskreislauf eine Rolle spielen. Eine neuromuskuläre Irritation signalisiert dem Gehirn: Hier stimmt etwas nicht. Als Schutzreaktion folgt darauf eine Muskelanspannung. Die zunehmende Verspannung und Verhärtung der Kaumuskeln führt zu weiteren Irritationen, darauffolgender weiterer Anspannung und neuen Irritationen.

Bei diesem Kreislauf könnte die Qualität der Faszien eine Rolle spielen, weil die für das Schmerzempfinden wichtigen freien Nervenendigungen fast immer im intramuskulären faszialen Bindegewebe liegen. Im Podcastinterview mit mir sieht der Psychologe und Humanbiologe Dr. Schleip daher die Faszienbehandlung als eine sinnvolle Ergänzung bei Bruxismus. Im Bereich der Kaumuskeln können die Faszien etwa durch den Finger eines Therapeuten, den RelaxBogen oder Cupping gepflegt werden.

ichStark-Podcast 45: Interview mit Faszienforscher Dr. Schleip
https://ichstark.com/45

Erstmalig auf Cupping aufmerksam geworden bin ich durch eine Blogleserin. Sie schrieb mir über ihre Erfahrung mit den Silikonhütchen: „Ich habe das Gefühl, ich kann mir den Stress aus den Muskeln ziehen, die Anwendung wirkt sofort merklich." Ein derartig positiver Bericht hat mich neugierig gemacht.

Cupping kann man als das moderne Schröpfen bezeichnen. Silikonhütchen, sogenannte Cups, werden zusammengedrückt auf der Haut aufgesetzt und erzeugen einen Unterdruck. Je nach

Behandlungsansatz lässt man den Unterdruck an dieser Stelle wirken oder zieht das Silikonhütchen die Haut entlang.

Ich habe zum Ausprobieren ein Cupping-Set der Marke BellaBambi erhalten und kann die Erfahrung der Blogleserin bestätigen. Ein kurzfristig spürbarer Effekt lässt sich schnell erzielen. Ob Cupping außerdem eine langfristige Wirkung auf Bruxismus hat, dazu gibt es bislang keine Studien.

Ausführlicher Blogartikel zu Cupping gegen Zähneknirschen
http://schluss-mit-zaehneknirschen.de/cupping

Muskelentspannung durch Wärme: JawLax

JawLax® ist im Grunde genommen nichts anderes als eine Wärmflasche für die Kaumuskulatur. Zur Anwendung erwärme ich zwei Pads in einem Wasserbad oder in der Mikrowelle, stecke sie in ein Trägerband und ziehe mir dieses über den Kopf. Dann kann ich

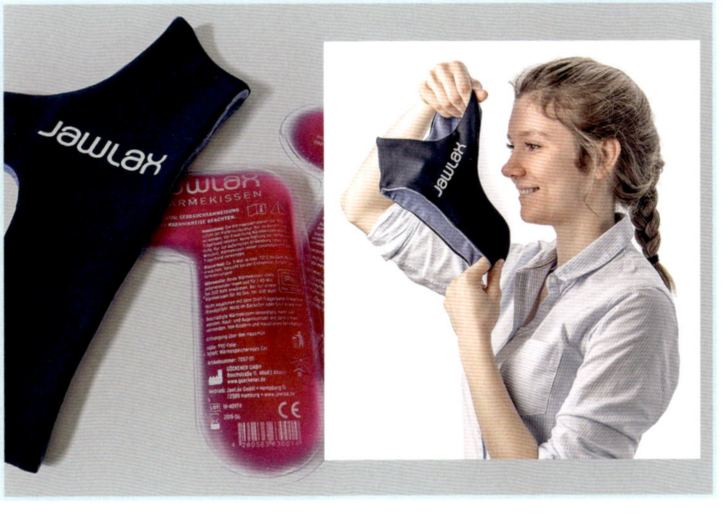

Das JawLax® Wärmeband.

machen, was ich möchte, zum Beispiel ein Buch schreiben. Auf ein Date würde ich damit allerdings nicht gehen.

Die Wärme regt die Durchblutung an und entspannt die beiden großen Mundschließer, also den Hamsterbackenmuskel Masseter und den Schläfenmuskel Temporalis. Die Wärme an meinem Kopf fühlt sich so wohlig an, dass ich unweigerlich beginne zu lächeln. Für einen nachhaltigen Effekt soll man das JawLax-Wärmeband mindestens 20 Minuten täglich anwenden. Ich habe es oft länger an meinem Kopf, denn warum sollte ich etwas abnehmen, das sich gut anfühlt? Als Schlafbruxist kannst du deine erschöpften Kiefermuskeln gleich morgens nach dem Aufstehen beruhigen. Presst du die Zähne stattdessen tagsüber aufeinander, kannst du die Wärme als Entspannungshilfe vor dem Einschlafen nutzen.

Empfehlung der S3-Leitlinie

„Für die Behandlung von CMD-Symptomen, die möglicherweise durch Bruxismus getriggert werden, kann eine Verordnungskombination aus manueller Therapie und ergänzendem Heilmittel, wie Kälte- oder Wärmeanwendung, erwogen werden." (S. 93)

Von Karin Sannemüller, der JawLax-Erfinderin, möchte ich am Telefon wissen, ob sich übergroße Muskeln wieder zurückbilden, die durch das Knirschen und Pressen viel zu stark geworden sind. „Ja", sagt die Physiotherapeutin sofort. Nach etwa vier bis fünf Wochen täglicher JawLax-Anwendung kann sie bei ihren Patienten den Effekt sehen. Die Kurven werden weicher, das Gesicht wirkt nicht mehr so kantig. Im Unterschied zu manchen Hilfsmitteln wie dem RelaxBogen oder der bruXane gibt es für das JawLax-Wärmeset bislang keine klinische Studie.

Rolfing, Osteopathie und Kieferorthopädie

Das nenne ich eine interessante Karriere: erst Schreiner, dann Leistungssportler im militärischen Fünfkampf, dann Holztechnikstudium, Ingenieur im technischen Vertrieb und von dort aus Ausbildung zum Yoga-Lehrer, Rolfer, Heilpraktiker mit Osteopathie-Zusatzausbildung und CMD-Spezialisten. Uwe Rößler sitzt mir mit einem auffallend aufrechten Rücken gegenüber, wie man es von Yogis kennt, – und mit muskulösen Armen von 30 Jahren Klettersport. Die unglaubliche Kraft in seinen Armen und Händen werde ich am eigenen Leib zu spüren bekommen. Doch zunächst gibt er mir in einem Interview Einblick in sein breites Wissen über den menschlichen Körper und in seine eigene Lebensgeschichte.

Der Priener Heilpraktiker steckte schon mitten in einer Weiterbildung zur osteopathischen Arbeit am Kiefer, als klar wurde, dass auch er selbst ein Problem im Kieferbereich hat. Zuvor war da schon lange dieses Knacken im Kiefergelenk. Ein paar Jahre weiter zurück störten vor allem ständige Nackenschmerzen. Warum gingen die nicht weg? Jetzt hatte der Holztechniker schon eine Ausbildung zum Yoga-Lehrer gemacht und einige osteopathische Behandlungen von einer Freundin erhalten. Besser geworden war es schon, aber immer noch schmerzte der Nacken.

Rolfing

Der Yoga-Lehrer beschloss, sich einer Münchner Rolfing-Abschlussklasse als „Versuchskaninchen" zur Verfügung zu stellen. Die Wirkung ging weit über das hinaus, was er vom Yoga kannte. „Das hat mich umgehauen von der Erfahrung her. Allein die Berührung vom Therapeuten an den menschlichen Körper und was da alles so passiert ist, habe ich vorher noch nie erfahren. Das hat mich so fasziniert, dass ich gesagt habe: Wenn ich mal wieder et-

!

Rolfing wurde nach seiner Erfinderin benannt, der US-Amerikanerin Ida Rolf.

was Neues in meinem Leben mache, dann mache ich so eine Rolfing-Ausbildung. Und tatsächlich, ein Jahr später habe ich schon mit der Ausbildung begonnen. Ida Rolf hat ein System entwickelt, wie sie von Fuß bis Kopf den ganzen Körper durchgeht, egal, mit welchem Problem der Mensch kommt." Die zehn klassischen Rolfing-Sitzungen bauen aufeinander auf, von Brustkorb und Atmung über Füße, Becken und Rücken bis hin zu Kopf und Kiefer. Der Effekt bei Uwe Rößler: endlich keine Nackenschmerzen mehr.

Ich erlebe bei ihm eine echte Faszination, ja fast schon eine Ehrfurcht für das, was in einer osteopathischen Rolfing-Therapie passieren kann. Rößler hat nicht nur umgehauen, was er bei seiner eigenen Behandlung erlebt hat. Sondern er staunt auch darüber, was seine Patienten erleben. Ein kräftiger, gestandener Mann fing bei einer Behandlung am Bauch an zu weinen: „Das hat jetzt gutgetan." Andere Patienten sehen bei einer Behandlung am Kopf plötzlich Erinnerungen aus ihrer Kindheit. „Ich sehe nichts", sagt der Rolfer mit Osteopathie-Ausbildung dann freundlich lächelnd. Er ist kein Psychotherapeut und weiß: „Da kann man auch viel falsch machen, wenn man ohne psychologische Ausbildung mit solchen Erinnerungen arbeitet." Es ist für ihn aber klar, dass es Zusammenhänge zwischen Körper und Emotionen gibt. Starke Erinnerungen wie Traumata können sich in Form von Anspannung und Blockaden mit bestimmten Körperstellen verbinden. Werden diese Körperstellen berührt und entspannt, dann kann manchmal auch die traumatische Erinnerung ins Bewusstsein kommen und sich vielleicht auch etwas lösen. „Als Rolfer bleibe ich dabei völlig neutral. Ich frage auch nicht, welche Erinnerungen den Patienten kommen."

Kieferorthopädie bei Erwachsenen?

Rolfing allein hat für den Wahl-Chiemgauer allerdings noch nicht alle Probleme gelöst. Die Nackenschmerzen waren zwar weg, aber das Kieferknacken nicht. An CMD und Zähneknirschen hatte der lernende Rolfer nicht gedacht. Im Rückblick sagt er: „Ich war auch sehr überrascht, dass das keiner von meinen Therapeuten-Kollegen erkannt hat und auch keiner von den Zahnärzten." Dabei gab es so manchen Kollegen, der ehrgeizig sagte: „Das kriegen wir ja wohl hin!" Geschafft hat es keiner. Dann endlich erhielt der Dauerpatient von einem HNO-Arzt, der auf Tinnitus und Drehschwindel spezialisiert war, die Diagnose CMD. „Er hat mir Kieferorthopädie empfohlen. Ich habe das dann tatsächlich vom Kieferorthopäden korrigieren lassen. Mir war nicht bewusst, dass das im Erwachsenenalter noch möglich ist. Das war im Alter von 45 Jahren." Doch tatsächlich, nach gut drei Jahren Kieferorthopädie konnte die Diagnose CMD als abgehakt betrachtet werden. Möglicherweise hatte es sich um eine seit der Kindheit gewachsene CMD gehandelt. Vier Backenzähne waren damals entfernt worden, weil der Kiefer im Verhältnis zu den Zähnen zu langsam wuchs. Durch die Entfernung dieser Zähne wurde Platz geschaffen. „Normalerweise macht man dann Spange und Kieferorthopädie und das sollte das wieder ausgleichen. Bei mir lief das irgendwie schief. Ich weiß nicht warum." Einige Jahrzehnte später hat nun der Kieferorthopäde beim Rolfer einen Tiefbiss festgestellt: Die Frontzähne waren nach hinten geklappt. Das schob den Unterkiefer nach hinten und erzeugte einen Druck im Kiefergelenk. Daher kam dieses Knacken bei Kieferbewegungen. Die Ohrgeräusche waren eine Folgeerscheinung.

!

Mitunter dauert es Jahre, bis die Diagnose CMD gestellt wird.

Im Erwachsenenalter wurde nun ausgeglichen, was in der Kindheit schiefgelaufen war. Zunächst wurde der Unterkiefer durch eine Aufbissschiene nach vorn geholt. Dann brachte eine Zahnspange mit Overlay die Frontzähne wieder nach vorn in die richtige Stellung. Dann erfolgten weitere Schritte. Sogar eine Fünf-Millimeter-Zahnlücke hat der Kieferorthopäde schließen können. „Seitdem bin ich ein großer Fan der Kieferorthopädie, wenn sie sinnvoll eingesetzt wird." Heute legt der schmerzfreie ehemalige

CMD-Betroffene Wert auf eine interdisziplinäre Vernetzung mit Zahnärzten und Kieferorthopäden. Genauso ist es bei ihm auch gelaufen, denn eine Osteopathin hatte ihn während seiner gesamten kieferorthopädischen Behandlung eng begleitet. „Ich führe es auf die Begleitung der Osteopathin zurück, dass das Ergebnis stabil ist." Und zwar seit immerhin drei Jahren. Also, wieder einmal: Den besten Effekt in der Behandlung von CMD hat das Zusammenwirken von verschiedenen Spezialisten, die über ihren eigenen Tellerrand hinausschauen.

Beinlängendifferenz durch Kieferblockade

Es war diese Vernetzung, die den beeindruckendsten Fall der letzten Monate zu Uwe Rößler gebracht hat. Ein 15-jähriges Mädchen mit starken Kiefergelenkschmerzen ist von einem Kieferorthopäden zu ihm geschickt worden. Schnell zeigte sich: Das war ein eindeutiger Fall einer absteigenden CMD. Dabei wirkt sich ein Problem vom Kopf- und Kieferbereich nach unten in den Körper aus. Bei einer aufsteigenden CMD ist es genau umgekehrt. „Ich sehe im ersten Moment noch nicht: Wo kommt es denn her?" Aber bei diesem Mädchen war die Blockade im Kiefergelenk so stark und dominant, dass sie die Hauptursache sein musste. Zumal die Tests am Becken negativ waren: Es gab keine Blockade des Iliosakralgelenks. „Ich gehe nach dem Ausschlussverfahren vor." Also, Faustformel: Massives Problem im Kiefer, alles gut im Iliosakralgelenk, dann wird der Kiefer der Ursprung des Übels sein. Und zwar auch der Ursprung der 15 Millimeter Beinlängendifferenz dieser Patientin.

In nur einer Sitzung konnte die Blockade beim Kiefer gelöst werden und die Beinlängendifferenz verkürzte sich dadurch auf drei Millimeter. Bis zur Kontrollsitzung einige Zeit später waren keine neuen Probleme aufgetreten. So schnell geht es selten. „Viele Patienten wollen in einer einzigen Sitzung den maximalen Effekt", sagt Uwe Rößler. Das ist gut verständlich, meistens aber nicht realistisch. In einer einzigen Sitzung kann man nicht von der Kraft der aufeinander aufbauenden Rolfing-Sitzungen profitieren. Meistens braucht man drei bis vier Sitzungen für einen nachhaltigen Effekt.

Den Brustkorb befreien

So ist es auch bei mir. Zu insgesamt vier Sitzungen komme ich in das Somatics Zentrum in Prien. Der ehemalige militärische Fünfkämpfer und Schreiner geht zwar manchmal kraftvoll, aber immer behutsam vor. Am meisten beeindruckt hat mich die erste Sitzung. Ich hatte schon von einigen Osteopathen gehört, meine Brustwirbelsäule sei ein Brett. Völlig unbeweglich. Bislang hat noch keiner so richtig etwas daran verändert. Bis Uwe Rößler die Rolfing-Sitzung zur Atmung bei mir durchführte. Er befreite das Brustbein sowie die Atmung im Brustkorb und ich habe seitdem spürbar mehr Raum zum Luftholen: Das ist Lebensqualität!

Bei der Behandlung konnte ich nicht so einschlafen wie bei mancher Massage. Das wäre auch nicht im Sinne meines Behandlers gewesen: „Ich versuche, die Patienten wachzuhalten." Als Patient soll ich bewusst mitbekommen, was passiert, und bestimmte Bewegungen bewusst mitmachen. Gerade da, wo ich aufgrund einer Blockade oder Fehlhaltung ungünstige Bewegungsabläufe automatisiert habe, soll ich nach der Behandlung bewusst erleben, wie sich der neue, gesündere Bewegungsablauf anfühlt. So kann sich das im Gehirn abspeichern und hoffentlich automatisiert sich dann der neue, bessere Bewegungsablauf. Dazu ist die aktive Mitwirkung des Patienten erforderlich.

Rößler gibt mir einige Übungen mit. Er führt mich auch in den „Cat Stretch" aus Somatic Yoga und weitere Übungen mit Elementen aus Feldenkrais und Pilates ein. Mir gefällt der Löwe am besten. Du streckst einfach die Zunge heraus und öffnest dabei den Kiefer so weit du kannst. Du weißt schon, so wie damals als Kind beim Grimassenschneiden vor dem Spiegel. Die Zunge herausstrecken

– das ist schon wieder so etwas, was wir unseren Kindern verbieten, obwohl es anscheinend gesund ist.

Kombination von Rolfing, Osteopathie und Somatic Yoga

Uwe Rößler arbeitet gerne mit der Kombination von Rolfing, Osteopathie und Somatic Yoga. Somatic Yoga ist eine Mischung aus dynamischen und sanften Bewegungen und kann den Muskeltonus senken. Man fühlt die Spannung eines Muskels und übertreibt sie stark, dann lässt man den Muskel locker und geht in die Entspannung. Somatic Yoga kommt sozusagen von innen. Rolfing kommt von außen: „Ich sage mal, Somatics löst eher die Blockade im Kopf. Mit Rolfing, wo ich ja auch in die Muskelfaszien eintauche, öffne ich die Blockade direkt im Muskelbindegewebe. Nach meiner Erfahrung kann ich mit Somatic Yoga nicht alles lösen. Ich kann noch so hellwach und noch so bewusst sein. Wenn ein Gelenk blockiert ist, wenn die Gelenkkapsel verklebt ist, wenn die Muskelfaszie verklebt ist, dann muss ich schon supererleuchtet sein, dass ich da mit Yoga durchkomme." Der Heilpraktiker für Osteopathie lacht. Ich frage nach: „Da sind Sie hellwach und bekommen hellwach mit, da stimmt etwas nicht, aber …?" „Aber ich kriege es mit Yoga alleine nicht auf, ja. Das ist meine Erfahrung, die ich gesammelt habe." Eine Erfahrung, von der man als Patient profitieren kann. Ich persönlich bin jedenfalls froh, nun etwas befreiter atmen zu können als vor meinen Fahrten nach Prien.

Interview zum Anhören

Du kannst das vollständige Interview nachhören unter https://ichstark.com/14

Logopädie und Stressmanagement

Nein, ich habe es noch nicht getan. Ich war noch nicht beim Logopäden. Und das, obwohl mir sofort zwei gute Gründe für einen Besuch dort einfallen:

Erstens nuschle ich manchmal und rede dabei ziemlich schnell. Warum? Es sind meist Situationen, in denen ich unsicher bin oder nicht genau weiß, ob das, was ich sage, irgendwen im Raum interessiert. Oder ich habe ganz viel zu sagen und feuere einen Satz nach dem anderen ab. Das schnelle und undeutliche Reden möchte ich am liebsten vollständig loswerden. Dabei kann Logopädie mir bestimmt helfen. Auch wenn der größte Teil der Arbeit mal wieder an mir hängenbleiben wird. So ist das mit der Eigenverantwortung als Patient.

!

Stress kann ein Auslöser für schnelles Sprechen oder Stottern sein.

Zweitens bin ich Knirscher. Das allein reicht schon als Grund für einen Termin in der nächstgelegenen Praxis für Sprach-, Sprech- und Stimmtraining. Wer seine Kaumuskulatur regelmäßig für übertriebene Kraftakte missbraucht oder unter einer Fehlfunktion im craniomandibulären System leidet, atmet und spricht möglicherweise nicht so, wie es am besten wäre. Genau damit kennen sich Logopäden aus.

Deshalb findet sich in der langen Liste meiner Zukunftspläne die Inanspruchnahme logopädischer Unterstützung. Du willst wissen, warum ich das nicht schon längst umgesetzt habe? Dafür gibt es einen einzigen Grund: Mein Tag hat nur 24 Stunden. Da mache ich eins nach dem anderen. Daher kann ich noch nicht über persönliche Erfahrungen mit Logopädie berichten. Ich plane aber, beizeiten auf meinem Blog darüber zu schreiben.

Prof. Dr. Ulla Beushausen über Logopädie bei Bruxismus

Damit du nicht ganz leer ausgehst, habe ich zumindest ein Buch für dich gelesen. Es heißt: „Wenn die Zähne knirschen …: Logopädie bei Kieferproblemen durch Craniomandibuläre Dysfunktion

(CMD) und Bruxismus". Die Autorin Prof. Dr. Ulla Beushausen ist ausgebildete Kommunikationstrainerin, studierte Psycholinguistin und Professorin für Logopädie an der Hochschule für Angewandte Wissenschaft und Kunst Hildesheim/Holzminden/Göttingen. In ihrem Ratgeber habe ich einige Übungen für die Zungen- und Kaumuskulatur entdeckt, die ich noch nicht kannte. So wie das Zungenboxen. Das ist eine einfache Übung, die mir gut gefällt. Sie lässt sich in einem einzigen Satz beschreiben: Du boxt mit deiner Zunge abwechselnd in die linke und in die rechte Wange. Das fördert die Beweglichkeit deiner Zunge und kräftigt sie.

Schwache Zunge wegen Schnuller in der Kindheit?

Ein Grund für eine schwach ausgebildete Zunge kann das langjährige Tragen von Schnullern in der Kindheit sein, schreibt die Sprechexpertin. Der Schnuller nimmt Platz im Mund weg und engt den Raum für den Zungenmuskel ein. Normalerweise fördert der Druck der Zunge das Wachstum des Oberkiefers, aber das ist aufgrund des Schnullers nicht möglich. Freilich kann es auch andere Gründe als einen Schnuller für eine zu schwach ausgeprägte Zunge geben. Wer mit den Zähnen presst und knirscht, übt manchmal auch Druck mit der Zunge aus, indem er sie an die Zähne des Ober- oder Unterkiefers presst. Dabei spannt sich die Zungenbodenmuskulatur an. Bei mir war sie verhärtet, bis ich sie weich massiert habe. Du findest die Zungenbodenmuskulatur, indem du mit dem Daumen von der Wange nach unten fährst, am Unterkieferknochen vorbei und dann ein ganz kleines Stück nach innen. Logopäden kennen sich nicht nur mit der Zunge aus: Auch die Behandlung von Funktionsstörungen der Gesichts- und Kaumuskulatur fällt in ihr Fachgebiet. Ebenso haben sie regelmäßig mit Klienten zu tun, die den Kiefer nicht weit öffnen oder durch die Zähne sprechen.

!

Beim nächtlichen Zungenpressen wird die Zunge gegen die Zähne gedrückt.

Mit Stress umgehen

Mich hat überrascht, dass Logopäden sogar Stressmanagement als Teil ihrer Arbeit sehen. Jedenfalls sieht es Ulla Beushausen so. Auf den zweiten Blick ist es klar, denn zum Beispiel bei der Behandlung von Sprechangst spielen Psychologie und Stress eine wichtige Rolle. Die Kommunikationstrainerin unterscheidet aufgrund der aktuellen wissenschaftlichen Studienlage zwei Stresstypen. Ein ganz kurzer Schwarz-Weiß-Selbsttest: Was tust du, wenn du Stress hast?

- Bist du Stresstyp A, dann suchst du die Hilfe anderer Menschen, arbeitest aktiv an Lösungen und machst dir bewusst, dass du nicht die Verantwortung für alle und alles trägst.
- Als Stresstyp B hingegen ziehst du dich zurück, machst dir Druck und siehst die Schuld für Fehler bei dir.

Drei Mal darfst du raten, welcher Stresstyp laut Studienlage anfälliger für Bruxismus ist. Ganz klar: Wer ständig mit einem schlechten Gewissen und einem daraus entstehenden Überlastungsgefühl lebt und sich nicht die Hilfe von anderen holt, der hat Druck. Den gibt er über die Kaumuskulatur ab, tagsüber und/oder nachts. Die Darstellung der beiden Stresstypen vereinfacht die vielfältige Realität wie jede andere schematische Einteilung auch, gibt aber eine grobe Orientierung.

Stressmanagementkurse mit Krankenkassenzuschuss

Gesetzliche Krankenkassen bezuschussen zertifizierte Gesundheitskurse. Zum Stressmanagement kannst du eher körperlich orientierte Kurse etwa zur gut erforschten Progressiven Muskelentspannung nach Jacobson (PMR) besuchen oder eher psychologisch orientierte Kurse wie mein eigenes Angebot. Mehr unter https://schluss-mit-zaehneknirschen.de/kurse

Atlaskorrektur – endlich wieder aufrecht

Unser oberster Halswirbel trägt die Last des menschlichen Kopfs. Das sind bei einem erwachsenen Menschen immerhin sechs Kilogramm! Wie schafft der Atlaswirbel das? Er wird erstens durch den zweiten Halswirbel unterstützt, den Axis. Vom Axis geht ein spießförmiger Knochen nach oben, der wie ein langer Zahn aussieht und deshalb „Dens axis“, also „Zahn des Axis“, genannt wird. Gemeinsam mit dem Axiszahn stabilisiert zweitens auch die Muskulatur den Kopf, spielt aber eine untergeordnete Rolle, solange der Kopf gerade nach vorn ausgerichtet ist. Wichtiger wird sie – kurz-

Der Atlaswirbel (links) und der Axiswirbel (rechts).

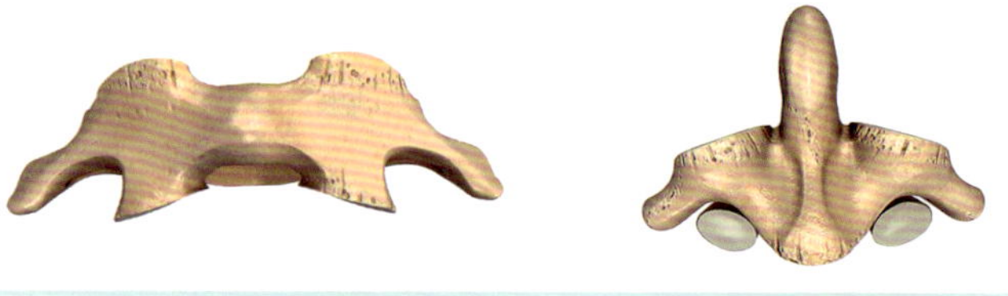

Der Atlaswirbel C1 ist auf den Axiswirbel C2 aufgespießt.

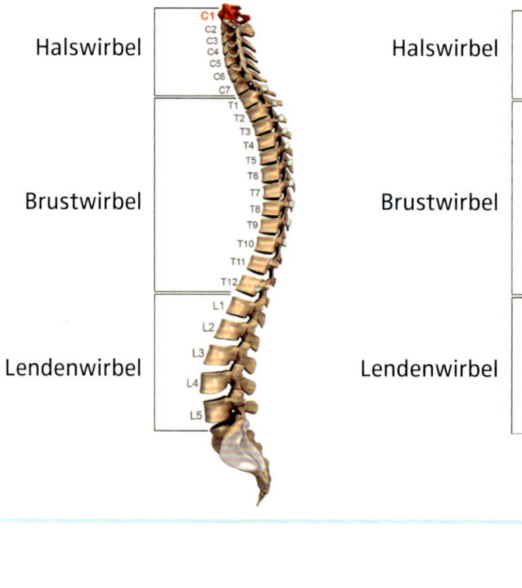

fristig – bei Bewegungen, zum Beispiel bei einer Seitwärtsdrehung des Kopfs, und – langfristig – bei Fehlhaltungen der Halswirbelsäule oder einer Atlasfehlstellung. Je nach Fehlhaltung werden bestimmte Muskeln im Kopf-, Hals- und Nackenbereich ständig angespannt, worauf sie nicht ausgelegt sind.

Anzeichen einer Atlasfehlstellung

Der erste Halswirbel hat also eine wichtige Position. Gerät er durch einen Unfall oder eine einseitige Körperhaltung in eine Fehlstellung, kann dies zu Schwindel, Verspannungen, Stress, Tinnitus, Blendempfindlichkeit, Gleichgewichtsstörungen, Kopfschmerzen, Migräne und sogar Depression führen. Das ist eine lange Liste mit unangenehmen Folgen – nicht zuletzt deshalb, weil direkt beim Atlas wichtige Nerven verlaufen. Auch Bruxismus gehört zu den möglichen Folgen einer Atlasfehlstellung. Deshalb entschließe ich mich zu einer Atlasbehandlung. Immerhin weisen Osteopathen mich seit Jahren auf meinen schiefstehenden Atlaswirbel hin.

Die gängigsten Methoden sind die Atlastherapie nach Arlen und die Atlaskorrektur mit Massagegeräten. Die Methode nach Arlen besteht aus einem kurzen Fingerimpuls und ist Ärzten vorbehalten. Demgegenüber kann die Atlaskorrektur von Physiotherapeuten durchgeführt werden. Die gesetzlichen Krankenkassen zahlen für keine der beiden Behandlungen, weil deren Wirksamkeit nicht hinreichend durch Studien belegt ist. In einer Rezension zur ersten Auflage dieses Buchs hat Zahnarzt Frank Lobeck angemerkt, ich würde die Risiken einer Atlasbehandlung unterschätzen. Daher möchte ich ausdrücklich darauf hinweisen, dass der Übergang vom Hals zum Kopf eine sensible Region mit vielen wichtigen Nerven und Blutgefäßen darstellt.

Atlantomed für eine schonende Atlaskorrektur

Das Therapiezentrum Südseite in München hat meine Recherchen durch eine kostenfreie Atlaskorrektur unterstützt. Das Zentrum wurde von 2009 bis 2018 von Marita Heß geleitet. Die Physiotherapeutin, Heilpraktikerin, Kinderosteopathin und Atlastechnikerin erzählt mir, die Unbekanntheit des Atlaswirbels sei immer wieder schockierend. Es könne so viel mit einer Atlasbehandlung erreicht werden, aber viele Menschen wüssten nichts davon. Stimmt, denke ich: Ich persönlich zum Beispiel wusste bis vor kurzem auch gar nichts darüber.

Die Unwissenheit betreffe auch Kollegen aus anderen Fachbereichen. So haben Kieferorthopäden erstaunt von der Atlastechnikerin erfahren, dass die übliche Zahnspangenbehandlung für Minderjährige bei einem schief stehenden Atlas nicht zu empfehlen sei. Die behandelten Kinder würden sonst im Kieferbereich dauerhaft schief eingestellt. Daher sollte vor der Zahnspange die korrekte Stellung des Atlaswirbels überprüft werden.

Ich frage sie nach den zwei spektakulärsten Fällen, die sie selbst in der Behandlung erlebt hat, und staune nicht schlecht. Da war ein 14-jähriges Mädchen mit einer starken Skoliose, also einer teil-

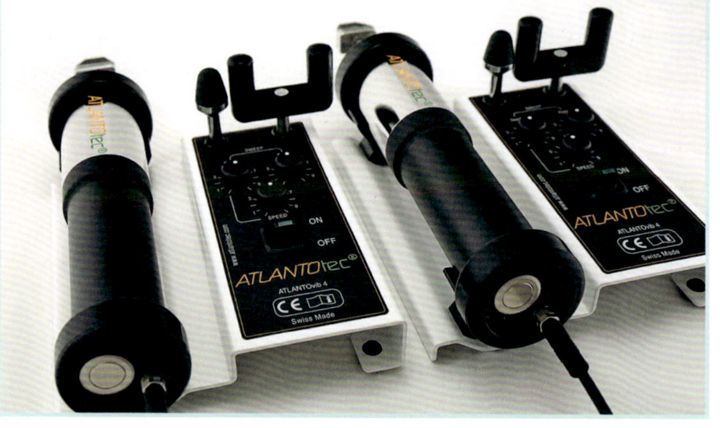

Der AtlantoVib 4.

weisen Verschiebung der Wirbelsäule nach links oder rechts. Die seitliche Krümmung der Wirbelsäule war so stark, dass ein Arzt ein Korsett verschrieben hatte. Durch die Atlaskorrektur und eine anschließende spezielle krankengymnastische Behandlung nach Katharina Schroth aber richtete sich die Wirbelsäule so weit auf, dass das Korsett nicht mehr nötig war.

Ein anderes Mal kam eine 85-jährige Frau zur Atlaskorrektur. Sie hatte massive Hüftschmerzen und stand kurz vor einer Hüftoperation. Nach der Atlaskorrektur verschwanden die Schmerzen und die Operation konnte der 85-Jährigen erspart bleiben.

Bei mir wurde der oberste Halswirbel durch den Physiotherapeuten, Atlasspezialisten und Heilpraktiker Tjark Bosma korrigiert. Wie Marita Heß arbeitet auch er nach der Methode Atlantomed. Diese schonende Methode wurde in der Schweiz entwickelt. Dabei wird nicht mit einem plötzlichen Ruck gearbeitet, sondern mit zwei stark vibrierenden Massagestäben, genauer gesagt mit zwei oszillierenden Vibrationsgeräten. Auf der Website www.atlantomed.eu finden sich ausführliche Informationen darüber.

Meine Behandlung: Ausführliche Vor- und Nachbesprechung

Ich bin positiv überrascht, wie viel Zeit sich mein Therapeut vor der Behandlung nimmt. Wir besprechen einen Fragebogen, auf dem ich im Wartezimmer meine Beschwerden eingetragen habe. Tjark Bosma stellt zu jedem einzelnen Punkt Nachfragen. Dann prüft er die Stellung meines Atlaswirbels, klärt mich ausführlich über den Ablauf der Behandlung auf und gibt eine sehr sympathische Prognose für den Behandlungserfolg. Demnach gibt es drei Möglichkeiten:

1. Entweder gehen alle meine Beschwerden durch die Atlaskorrektur weg.
2. Oder alle Beschwerden gehen nicht weg.
3. Oder irgendetwas dazwischen.

Ich muss lachen. Das ist die ehrlichste medizinische Prognose, die ich je gehört habe.

Nachdem der Therapeut mit den Händen die Position meines Atlaswirbels ertastet hat, lege ich mich auf den Bauch und erhalte eine ungewöhnliche Rückenmassage. Ich werde nicht nur von zwei Händen massiert, sondern Tjark Bosma bringt zwei oszillierende Vibrationsgeräte zum Einsatz. So ein Gerät hat ungefähr die Ausmaße einer sehr großen Bratwurst. Das stabförmige Gerät vibriert auf eine besondere Art und Weise. Es ändert ständig den Rhythmus. Es vibriert mal kurz, mal lang, kurz-kurz-lang, lang-kurz-extrakurz, immer unterschiedlich. Dadurch soll jeder Muskel immer wieder in seiner Eigenresonanz zum Schwingen gebracht und die Rückenmuskulatur entspannt werden. Massiert werden die Rückenstrecker links und rechts von der Wirbelsäule – das kitzelt – und der Schulter-Nacken-Hals-Bereich.

Danach ertastet der Atlastechniker erneut die Position meines Atlaswirbels. Der ist deutlich nach links verschoben. Würde er geradestehen, bräuchte ich keine Atlasbehandlung. Brauche ich aber. Daher setze ich mich nun auf einen Hocker und Tjark Bosma korrigiert die Atlasposition. Dazu setzt er mit einer Hand eines der beiden Vibrationsgeräte am Atlaswirbel an. Mit der anderen Hand und seinem Oberkörper stabilisiert er meinen Kopf. Krass. Kaum ist das Gerät angelegt, vibriert der ganze Kopf. Ich habe es immer schon gewusst und heute erhalte ich die Bestätigung: Mein Kopf ist ein Wackelpudding!

Allein dieses Vibrieren des Kopfs zu erleben ist eine Erfahrung wert. Falls du Bungeejumping und Rodeoreiten mittlerweile langweilig findest, kannst du Atlantomed ausprobieren. Das hat noch dazu positive Wirkungen. Nach einigen Minuten steht mein Atlas gerade. Auf Vergleichsfotos vor und nach der Behandlung kann man sehen, dass ich nun symmetrischer stehe und sich meine Wirbelsäule ein wenig aufgerichtet hat.

Als ich nach insgesamt anderthalb Stunden inklusive Vorbesprechung und Behandlung das Therapiezentrum wieder verlasse, fühlt sich meine Halswirbelsäule so frei an wie selten. Die Verspannungen in den Nackenmuskeln und rund um meine Wirbelsäule scheinen sich in Luft aufgelöst zu haben. Und das Beste: Ich kann den Kopf wieder richtig weit nach rechts drehen. Vor der Behandlung konnte ich ihn gut nach links drehen, aber nach rechts bin ich weniger weit gekommen.

Schlafposition und Halswirbelsäule

In den Nächten nach der Behandlung knirsche ich so gut wie gar nicht. Außerdem schlafe ich zum ersten Mal seit langem wieder flach und gerade auf dem Rücken. Das freut auch meine Frau, denn zuvor hatte ich jede Nacht eine Kombination von Kissen und zusammengerollten T-Shirts verwendet, um meinen Kopf einigermaßen bequem ablegen zu können. Besonders um den Atlas herum hatte es aber oft nicht gepasst, sodass ich die Kissen und T-Shirts mehrmals verschoben und wieder anders hingelegt hatte, bis ich zufrieden war. Immer passte irgendetwas an der Schlafposition nicht.

Das ist dank der Atlaskorrektur besser geworden. Ich schlafe ohne Kissen auf dem Rücken und stütze lediglich die Halswirbelsäule durch zusammengerollte T-Shirts ab. Auf dem Rücken zu schlafen empfehlen die bekannten Therapeuten Liebscher und Bracht in ihrem YouTube-Video „Diese Schlafposition solltest du unbedingt vermeiden“. In dem Video mit mehreren Millionen Aufrufen wird erklärt, dass viele Menschen beim Schlafen auf der Seite in der Hüfte und im Knie die gleichen 90-Grad-Winkel haben wie den ganzen Tag über beim Sitzen. Dadurch würden die Faszien und Muskeln an diese Haltung gewöhnt und könnten sich verkürzen. Demgegenüber könne das Schlafen auf dem Rücken oder auf dem Bauch, bei dem die Faszien und Muskeln im Hüft- und Kniebereich gedehnt werden, gegen Rückenschmerzen helfen. Die

!

Die bekannten Therapeuten Liebscher und Bracht empfehlen das Schlafen auf dem Rücken oder auf dem Bauch.

Website Physio Meets Science spricht sich in einem „Liebscher & Bracht Faktencheck“ gegen diese Meinung aus.

Atlasbehandlung: Mögliche Nebenwirkungen

Tjark Bosma hat mich darauf vorbereitet, dass vorübergehende Nebenwirkungen wie Kopfschmerzen, Schwindel oder Unwohlsein auftreten können, aber nichts dergleichen ist passiert. In den folgenden Wochen meine ich mit den Fingern zu fühlen, dass sich der Atlas wieder ein klein wenig nach links verschiebt, wenn auch weniger stark als vorher. Allerdings ist es sehr schwer, an sich selbst die Atlasposition zu ertasten.

Der Atlas kann sich in manchen Fällen wieder in Richtung der alten Fehlstellung verschieben, weil die Muskeln und Faszien an die alte Position angepasst sind. Dadurch ziehen sie den Wirbel wieder in die alte Richtung. Bei mir korrigiert Tjark Bosma den wieder leicht nach links verschobenen Atlas bei einem routinemäßigen Kontrolltermin wenige Wochen nach der ersten Behandlung.

Er erkundigt sich, was aus meinen Beschwerden geworden ist. In der Halswirbelsäule, bzw. um den Atlas herum geht es mir deutlich besser als vorher. Andere Beschwerden wie die Blendempfindlichkeit meiner Augen haben sich nicht stark verändert. Tjark Bosma sagt dazu: „Dann kommen diese Beschwerden wahrscheinlich nicht hauptsächlich vom Atlas.“

Engagiert überlegt er mit mir zusammen, woran meine Beschwerden sonst noch liegen könnten und wo ich vielleicht noch Hilfe bekommen könnte. Ich finde das außergewöhnlich. Denn im Lauf meines Lebens habe ich Behandler kennengelernt, die auf ihre eigene Methode fixiert sind. Frei nach dem Motto: Wenn mein einziges Werkzeug ein Hammer ist, dann hat jedes Problem ein Nagel zu sein. Andere Therapeuten wie Tjark Bosma haben einen weiten Blick und wissen: Jeder Patient ist anders.

Optometrie – Schiefhals wegen Schielaugen

Unsere Körperhaltung wird maßgeblich durch unsere Augen beeinflusst. Das hat Markus Faller während seiner ersten 33 Lebensjahre erfahren, ohne es zu wissen. Der Schlagzeuger berichtet in seiner überaus humorvoll geschriebenen autobiographischen Erzählung „Ein Knalltrauma“ von seinem schiefen Hals, für den er allerlei physiotherapeutische Behandlungen über sich ergehen lassen musste – für nichts und wieder nichts. Der schiefe Hals blieb. Und er ging mit allerlei unangenehmen Nebenwirkungen einher. Da waren die Mitschülerinnen, die plötzlich böse waren, weil Markus sie angeblich ignorierte. Dabei hatten sie doch gerade eben noch nicht dort gestanden. Oder doch? Da waren Motorrad- und Fahrradunfälle, allesamt in Rechtskurven. Und da war die Unterbrechung einer Durchfahrt durch den Brennertunnel, um sich zu übergeben. Irgendetwas stimmte nicht mit dem Schiefhals, jedoch konnte niemand sagen, was das Problem war. Bis Markus Fallers Optiker eines Tages ein neues Gerät erhielt. Mit diesem Gerät konnte er Winkelfehlsichtigkeit messen.

Was ist Winkelfehlsichtigkeit?

Winkelfehlsichtigkeit ist eine Art verdecktes Schielen. Stell dir vor, dein linkes Auge würde in seiner natürlichen Position nach rechts oben drehen und dein rechtes Auge nach links unten. Um dir das besser vorstellen zu können, kannst du mit deinen Zeigefingern vor deinen Augen in die entsprechenden Richtungen zeigen. Angenommen, deine Augen würden derartig schief gucken, dann hättest du und hätte dein Körper zwei Möglichkeiten, um Doppelbilder in deinem Kopf zu verhindern. Entweder die Augenmuskeln ziehen unter enormer Anstrengung deine Augen in die Parallele, damit du so schaust wie alle anderen Menschen auch. Dann wirst du vermutlich Kopfschmerzen bekommen, weil

!

Winkelfehlsichtigkeit ist eine Art verdecktes Schielen, die beim klassischen Sehtest nicht berücksichtigt wird.

deine Augenmuskeln dermaßen angestrengt sind. Oder du hältst einfach deinen Kopf schief, und zwar in diesem Fall schief nach links. Dann bekommst du einen schiefen Hals so wie Markus Faller. Der erlebte sein blaues Wunder, als sein Optiker mit dem neuen Gerät die Winkelfehlsichtigkeit entdeckte. Der Optiker selbst, der seinen Kunden schon viele, viele Jahre kannte, konnte es nicht fassen. Kaum saß die korrigierende Testbrille auf der Nase von Markus Faller, war der Schiefhals kein Schiefhals mehr. Halswirbelsäule und Kopf waren gerade aufgerichtet. Nahm der Musiker die Brille von der Nase, kam der schiefe Hals zurück. Nun war auch klar, warum all die Physiotherapien nicht hatten helfen können: Das Problem war eigentlich gar nicht die Halswirbelsäule! Die reagierte nur. Das eigentliche Problem war das unentdeckte Winkelschielen.

Prismendioptrien und CMD

Der Zusammenhang von sogenannten Prismendioptrien, wie die Winkelfehlsichtigkeit in der Fachsprache heißt, und CMD liegt auf der Hand: Wer die dysfunktionale Ausrichtung seiner Augen dadurch ausgleicht, dass er Kopf und Hals schief hält, der belastet sein Kau- und Kiefersystem einseitig. Das kannst du leicht ausprobieren, indem du den Kopf zum Beispiel nach links neigst und dabei Kaubewegungen durchführst. Du wirst feststellen, dass du den Unterkiefer in anderen Bahnen bewegen musst als gewohnt.

Geht das über lange Zeiträume so, passt sich deine Kaumuskulatur an die neue Bewegungsrichtung an. Manche Muskeln werden weniger gebraucht als üblich, andere mehr und entsprechend nehmen manche Muskeln an Kraft ab, andere zu. Auf solche anders entwickelten Muskeln ist der Kiefer wiederum nicht vorbereitet. Auch der Druck in den Kiefergelenken verändert sich, wenn du den Kopf schief hältst. Und die Okklusion erst: Klappere einmal vorsichtig mit den Zähnen und bewege deinen Kopf dabei von einer geraden Haltung schräg nach links, dann wieder in die gerade Position, dann schräg nach rechts. Achte die ganze Zeit über auf die Kontakte zwischen deinen Zähnen. Du wirst feststellen, dass sich deine Zähne an anderen Stellen berühren, je nachdem wie du den Kopf hältst. Besonders der Erstkontakt verschiebt sich.

Deswegen belastet eine schiefe Kopfhaltung sowohl die Kaumuskeln als auch die Kiefergelenke als auch die Zähne, kurz gesagt das ganze craniomandibuläre System (ähnlich wie bei der bereits erwähnten Schildkrötenhaltung vor Computerbildschirmen).

Die Arbeit von Optometristen

Es lohnt sich also, die korrekte Brille zu tragen oder auf anderen Wegen zu einer gesunden Ausrichtung der Augen und Haltung des Kopfs sowie der Halswirbelsäule zu kommen. Online finden sich kontroverse Diskussionen zu Winkelfehlsichtigkeit und Prismendioptrien. Manche Augenärzte der klassischen Schule lehnen diese neuen Ideen ab. In der Regel wird dein Augenarzt dich nicht auf Winkelfehlsichtigkeit untersuchen, weil das keine Leistung der gesetzlichen Krankenkassen ist. Meist sind es wie bei Markus Faller und wie auch bei mir Optometristen in guten Optikergeschäften, die neben den bekannten „klassischen" Dioptrien auch die „neuen" Prismendioptrien messen.

Ich persönlich habe zu der Diskussion um Prismendioptrien eine klare Meinung: Seit ich eine Prismenbrille bekommen habe, die zusätzlich zu meinen geringfügigen „klassischen" Dioptrien auch meine viel stärkeren Prismendioptrien ausgleicht, sehe ich wesentlich schärfer. Vor allem sehe ich viel mehr in die Tiefe, viel dreidimensionaler. Anders als Markus Faller habe ich meinen Kopf nicht aufgrund der Prismendioptrien immer auf die gleiche Art und Weise schief gehalten. Ich habe ihn aufgrund meiner Blendempfindlichkeit unterschiedlich schief gehalten, je nachdem von wo das Licht kam. Um das auszugleichen, genügt die Prismenbrille leider nicht. Ich halte auch heute noch häufig den Kopf schief, ohne es zu merken. Mal nach links, mal nach rechts. Zweifellos hat das Auswirkungen auf meine Halswirbelsäule und auf meinen Bruxismus. Noch habe ich keinen Weg gefunden, das zu ändern. Aber ich bleibe dran.

Trigeminusnerv und Augen

Ein stechender Schmerz direkt hinter den Augen kann von einem Kaumuskel herrühren, der nahe hinter der Augenwand verläuft. Da ein Optometrist sich nicht unbedingt mit Kaumuskeln auskennt, ist er somit nicht bei allen Augenbeschwerden im Zusammenhang mit einer CMD der richtige Ansprechpartner. Zum Beispiel dann nicht, wenn es um den berühmt-berüchtigten Trigeminusnerv geht. Bei Nerven kennt sich ein Neurologe besser aus.

Wie du an dem Wortbestandteil „Tri“ erkennen kannst, hat der Trigeminus etwas mit der Zahl Drei zu tun. Dieser Drillingsnerv teilt sich nämlich an einem Knotenpunkt in drei Nervenäste, die nahezu dein gesamtes Gesicht durchziehen: Der unterste Nervenast, der Nervus mandibularis, versorgt den Unterkiefer, der mittlere Nervenast, der Nervus maxillaris, den Oberkiefer. Als Dritten im Bunde gibt es da noch den obersten Nervenast, den Nervus ophthalmicus. Dieser Augenast versorgt die Augen und alles rundherum.

Wenn der Trigeminus dauerhaft gereizt ist, vielleicht in Folge einer CMD, dann kann sich das negativ auf die Nervenversorgung der Augenregion auswirken. Kay Bartrow beschreibt in seinem Buch „Übeltäter Kiefergelenk“, wie beispielsweise ein dauerhafter Druck auf einen Nerv durch angespannte Muskeln rein mechanisch zu einer Reizung des Nervs führen kann. Das kann man sich auch ohne großartige Biologiekenntnisse gut vorstellen, oder?

Biofeedback – unbewusste Vorgänge beeinflussen

Biofeedback ist gut erforscht, hat bei korrekter Anwendung keine Nebenwirkungen und wird in der Medizin schon lange zum Beispiel bei Stress, Bluthochdruck und hoher Muskelspannung erfolgreich eingesetzt. Je nach Therapieziel kommen unterschiedliche Geräte zum Einsatz, die Werte im Körper messen, beispielsweise die Muskelspannung im Nacken. Wird ein bestimmter Schwellenwert überschritten, gibt es ein Feedback vom Gerät, sagen wir ein Tonsignal. Wenn der Patient das Tonsignal hört, dann weiß er: Meine Nackenmuskeln sind zu stark angespannt. Er kann sie bewusst lockern. Wenn die Muskeln locker sind, hört das Tonsignal auf und der Patient weiß: So ist es gut. Bei der nächsten Verspannung beginnt das Ganze von vorn.

Auf diese Weise lernt der Patient nach und nach, seine Nackenmuskulatur locker zu halten und er nimmt es bewusster wahr, wenn sie sich verspannt. Er weiß mit der Zeit, welche Haltungen und Handlungen bei ihm zu Nackenverspannungen führen und kann sich immer nackenschonender verhalten. Ein großer Vorteil von Biofeedback ist die dauerhafte Verhaltensänderung, die der Patient durch die Biofeedback-Behandlung erlernt.

Empfehlung der S3-Leitlinie
„Biofeedback kann zur Reduktion des Wach- und Schlafbruxismus eingesetzt werden." (S. 100)

Biofeedbacktherapie: EXPAIN change advanced

Ulrich Bauer-Staeb beschäftigt sich seit über zwei Jahrzehnten mit Biofeedback. Sein persönlicher Schwerpunkt liegt in der Begleitung von Biofeedbacktherapie gegen Bruxismus mit begleitenden Schmerzsymptomatiken wie bei CMD. Im Gespräch mit mir hebt er die nachhaltige Wirkung einer gründlich durchgeführten Biofeedbacktherapie hervor und berichtet von deren faszinierenden Möglichkeiten. So können Migränepatienten lernen, Einfluss auf den Blutdurchfluss ihrer Schläfenarterien zu nehmen und einem Anfall zuvorzukommen.

Seit 2018 wirkt der Biofeedbackexperte an der Entwicklung des EXPAIN® change advanced mitgewirkt. Dieses Gerät ist etwas breiter als mein Daumen und wird mittels zwei Haftelektroden auf der Haut platziert. Gegen Zähnepressen kann man es auf dem Massetermuskel im Backenbereich oder auf dem Schläfenmuskel Temporalis anbringen. Dort misst das tagsüber wie nachts einsetzbare EXPAIN change advanced die Muskelspannung. In der telefonischen Initialschulung erfährt der Patient unter anderem, wie er auf der zugehörigen Smartphone-App die richtigen Schwellenwerte einstellen kann, ab deren Überschreiten ein Vibrationsfeedback erfolgen soll. Für schwerere Fälle mit Schmerzsymptomatiken bietet Bauer-Staeb mit seinem Zentrum für assistierte Biofeedbacktherapie eine fachliche Begleitung der Heimtherapie an, unter anderem mit individuell zugeschnittenem Therapieablauf.

Mir gefällt, welch große Wirkung so ein kleines Gerät bei korrekter Anwendung haben kann. Das EXPAIN change advanced kann auch gegen Nackenschmerzen oder Mausarm sowie im Rahmen einer begleiteten Biofeedbacktherapie sogar bei Zungenpressen verwendet werden. Ich habe durch den Einsatz am Nacken einige meiner Haltungen bei PC-Arbeit als nackenverspannend identifiziert und meinen Arbeitsplatz entsprechend angepasst.

Biofeedbackexperte im Interview

Ich habe eine Podcastdoppelfolge mit Ulrich Bauer-Staeb aufgenommen. Das vollständige Gespräch und weitere Informationen findest du unter http://schluss-mit-zaehneknirschen.de/expain-change

Biofeedback im Mund: Die bruXane

Bianca Berk und der Biologe Dr. Jörg Köhler haben Biofeedback in eine Knirscherschiene eingebaut und 2018 die bruXane® herausgebracht, „die intelligente Zahnschiene, die zurückknirscht". Bianca Berk ist selbst Knirscherin und hatte trotz eines Ärztemarathons keine wirkliche Besserung erfahren. Schon länger beschäftigte sie die Frage, warum wir etwas so Selbstzerstörerisches wie Zähneknirschen tun. Das Fass zum Überlaufen brachte dann ein Gespräch mit einer Freundin, die zu ihr sagte: „Du musst lauter reden. Mein Tinnitus ist heute sehr stark, weil ich in der Nacht heftig geknirscht habe." Diese Aussage hat Bianca Berk schockiert und zusammen mit ihrem Studienfreund Dr. Jörg Köhler hat sie beschlossen: Da müssen wir etwas machen.

!

Biofeedback macht auf eine angespannte Kaumuskulatur aufmerksam.

Ich bin froh, dass die beiden diesen Entschluss fassten. Doch wie kann Biofeedback im Mund funktionieren? Schwierige Frage. Die Inspiration brachte ein Handy: Es vibrierte. Die beiden Erfinder nahmen das Handy auseinander, um die Größe des Vibra-

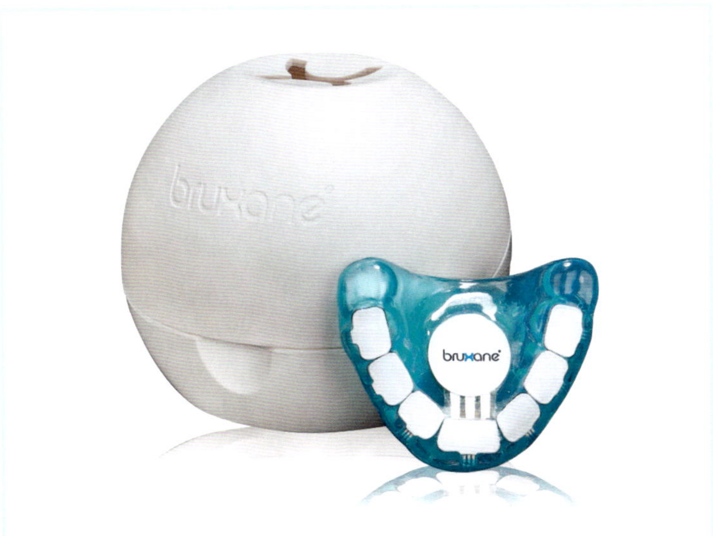

Die bruXane® personal.

tionsmotors zu sehen. Er war klein. Gut. So musste es sein. Warum also sollte die Schiene nicht einfach genauso vibrieren wie ein Mobiltelefon? Das tut nicht weh, ist aber unangenehm. Genauso kann man es für Biofeedback brauchen.

Wenn die bruXane vibriert, weil ich die Zähne aufeinanderpresse, dann stört mich das und ich lasse wieder los. Und schon hört die Vibration wieder auf. So kann ich mir und meinem Unterbewusstsein beibringen, dass alles gut ist, wenn ich das Zähnepressen lasse. Deshalb hört die Vibration der bruXane genau dann auf, wenn ich keinen Druck mehr ausübe.

Ein weiterer Vorteil der Vibration: Im Ohr ist die Vibration als leiser Ton zu hören. Dadurch gibt es ein doppeltes Feedback, zum einen durch das Gefühl im Mund und zum anderen durch das Geräusch im Ohr. Biofeedback funktioniert am besten, wenn es auf zwei Kanälen gleichzeitig gesendet wird.

Nach der wichtigen Idee mit der Vibration gab es freilich eine Menge weiterer Entwicklungsschritte. Somit vergingen noch acht

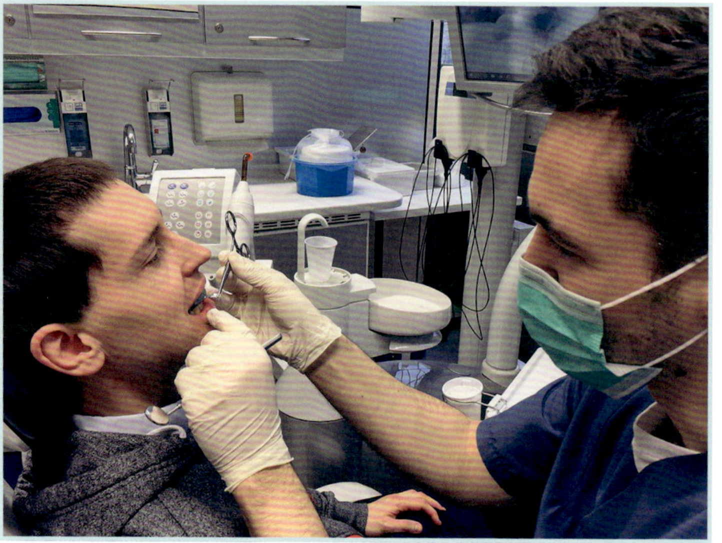

Einsetzen der bruXane® personal beim Zahnarzt.

Jahre, bis 2018 endlich die „bruXane personal" auf den Markt kam. Sie wird am oberen Zahnbogen angelegt und enthält Drucksensoren im Bereich der Zahnflächen. Aus Patientensicht im Gaumenbereich – dort, wo du sonst dein Bonbon lutschst – befinden sich der dünne Vibrationsmotor und ein Mikrochip.

Meine „bruXane personal" erhielt ich im Februar 2019 von Zahnarzt Alexander Bergmann in München. Er hatte bei einer viereinhalb Monate dauernden Studie an der Poliklinik für Zahnärztliche Prothetik der Ludwig-Maximilians-Universität München mit 41 Teilnehmern eine wesentlich bessere Wirkung der bruXane im Vergleich zu einer klassischen Schiene festgestellt. Bei allen bruXane-Testträgern trat eine deutliche Besserung ein.

Andere Biofeedback-Verfahren bei Knirschen

Bei der Suche nach einem Biofeedbackgerät gegen Bruxismus bin ich auf unterschiedliche Ansätze gestoßen.

Ein Stirnband aus den USA etwa registriert außen an der Kopfseite die Muskelspannung und gibt einen Ton ab, wenn diese auf zusammengepresste Zähne hindeutet. Da würde sich meine Frau schön bedanken, wenn ich nachts ständig gut hörbare Töne von mir geben würde: „Bei dir piept's wohl!" Daher habe ich mich gegen das Stirnband entschieden.

Erholtes Aufwachen trotz nächtlicher Vibration

Wenn ich von der Biofeedbackschiene erzähle, werde ich oft als Erstes gefragt, ob ich durch die Vibration nicht nachts ständig aufwache. Tatsächlich bin ich in den ersten Nächten das ein oder andere Mal aufgewacht, als die Schiene in meinem Mund vibriert hat. Dann habe ich mich aber daran gewöhnt und bin nach der ersten Woche nie wieder davon aufgewacht. Besonders interessant finde ich, dass ich mich schon nach den ersten Nächten morgens

!

Das nächtliche Zähnepressen raubt Kraft und führt zu erschöpftem Erwachen.

erholter gefühlt habe als sonst. Obwohl ich nachts ein paar Mal vom Vibrieren aufgewacht war. Anscheinend gilt bei mir: Lieber ein paar Mal aufwachen als knirschend durchschlafen.

Bianca Berk erzählt mir sogar von einer Patientin, die nach ein paar Wochen mit der bruXane gesagt hat: „Endlich kann ich wieder ohne Angst einschlafen. Endlich habe ich keine Angst mehr vor diesen Schmerzen beim Aufwachen." So schlecht wie dieser Patientin ging es mir zwar nicht. Aber ich darf trotzdem froh und zufrieden berichten, dass ich bereits nach den ersten Nächten mit der neuen Schiene erholter aufwachte. Meine Kaumuskulatur war entspannter und meine Blendempfindlichkeit machte mir etwas weniger Probleme als sonst.

Nach etwa einer Woche fiel mir auf, dass ich bei der Büroarbeit und auch sonst im Alltag manchmal Körperhaltungen einnahm, die meinen Nacken anspannten. Neu waren sicherlich nicht diese ungünstigen Körperhaltungen. Neu war, dass sie mir auffielen. Und sie fielen mir deshalb auf, weil mein Nackenbereich entspannter war als sonst. Nach ein paar Wochen bemerkte meine Frau, dass ich nach langen Arbeitstagen wesentlich entspannter und energievoller nach Hause kam als sonst.

Charts des Knirschens

Es ist nicht jede Nacht und auch nicht jede Woche gleich gut. Das kann ich jetzt nicht nur fühlen, sondern auch messen. Ein nettes Feature der „bruXane personal data" ist nämlich die Aufzeichnung der Knirsch-Ereignisse. Ich stecke die Schiene in die Ladebox und verbinde diese per USB mit dem Laptop. Dort kann ich dann die Daten der letzten Tage bzw. Nächte auslesen. Ich kann sehen, in welcher Nacht ich wie oft, wie lange und mit welchem Druck die Zähne aufeinandergepresst habe. Die zugehörige Software bietet mir eine Grafik, auf der ich die Hoch- und Tiefpunkte meines Bruxistenlebens erkennen kann. Das hilft mir bei der Analyse, welche Tagesereignisse mich in der Nacht knirschen lassen.

Dieses Diagramm zeigt die Gesamtdauer meiner Knirscherei pro Nacht für den Zeitraum vom 11. Februar bis 30. Mai 2019. Der Durchschnittswert liegt bei ungefähr 10 Sekunden pro Nacht. Mit Biofeedback. Ohne wäre es wohl wesentlich länger gewesen. Wie du in der Grafik schnell sehen kannst, habe ich in den ersten Tagen mit der bruXane eher wenig geknirscht, zum Teil unter fünf Sekunden in einer Nacht. Das kann am Fremdkörpergefühl der neuen Schiene im Mund gelegen haben. Nach ein paar Tagen ist das Knirschen mehr geworden und schließlich wurde es bis heute immer besser. Das hat mehrere Gründe: So hatte ich in der mittleren Phase des Diagramms beruflich mehr Stress als sonst. Dann endete einer meiner Arbeitsverträge und schon war mein Leben wieder etwas lockerer, wie man gut sehen kann.

Das Diagramm wird außerdem dadurch etwas verzerrt, dass am 25. März die Schwellenwerte für die Vibration kleiner eingestellt wurden. So eine Veränderung kann der Zahnarzt vornehmen. Es war der Versuch, ob ich vielleicht noch etwas weniger knirsche, wenn das Biofeedback schon früher anspringt und nicht erst bei etwas höherem Druck. Ich konnte keinen positiven Effekt der niedrigeren Schwellenwerte feststellen und somit urden am 28. Mai die Schwellenwerte wieder auf das alte Niveau gesetzt. Da

Diagramm 1: Durchschnittswert von ungefähr 10 Sekunden Knirschen pro Nacht.

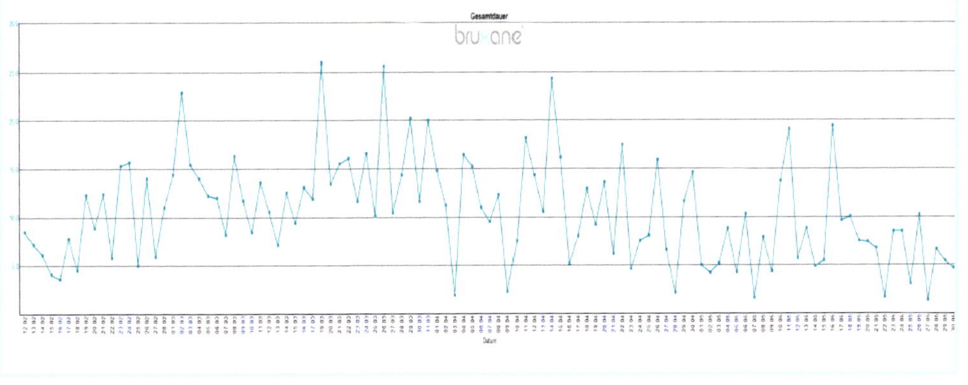

die bruXane also in der Mitte des Diagramms einige Wochen lang sozusagen feinfühliger war, hat sie in dieser Zeit auch mehr Knirsch-Ereignisse aufgezeichnet. Manche davon waren vielleicht einfach nur ein Schlucken, bei dem sich die Zähne ganz regulär berühren. Eigentlich müsste man also das Diagramm in der mittleren Phase noch etwas nach unten drücken.

Im nächsten Diagramm kann man aufgrund des langen Zeitraums von Februar bis Dezember 2019 zwar die einzelnen Daten kaum erkennen, aber der langfristige Trend ist umso eindeutiger:

Die Grafik deckt sich mit meinen Erfahrungen. Ich bin im Lauf des Jahres zunehmend entspannter und leistungsfähiger geworden. Im Sommer wurde ich immer wieder gefragt, warum ich denn trotz Sonnenschein keine Sonnenbrille trage. Tatsächlich ist meine Blendempfindlichkeit zurückgegangen. Verschwunden ist sie noch nicht, auch nicht nach meinen ersten Nächten ohne ein einziges Knirsch-Ereignis. Null Komma Null Sekunden Gesamtknirschdauer gab es „erstmalig seit Beginn der Aufzeichnungen" in den Nächten auf den 11. und auf den 17. August. Komplette Nächte ohne Knirschen und Pressen. Phänomenal!

Da, wo höhere Ausschläge im Diagramm zu sehen sind, war häufig einer von drei Übeltätern am Werk: Stress, Auswärtsübernachtungen oder noch nicht gelöste Meinungsverschiedenheiten. Alle drei sind nicht überraschend. Aber jetzt habe ich es schriftlich, dass sie mein Knirschverhalten intensivieren.

Diagramm 2: Einzelne Nächte komplett ohne Knirschen.

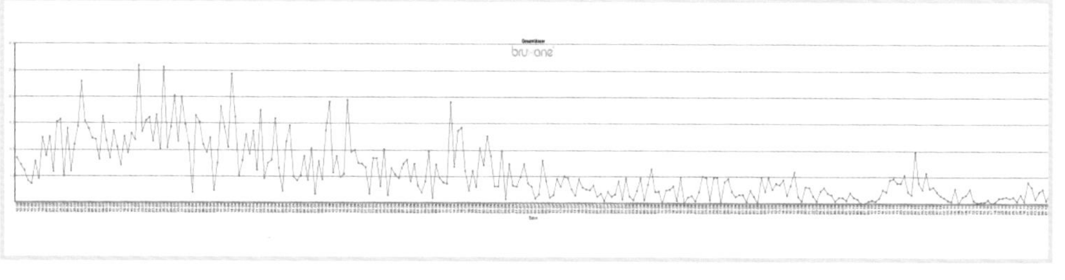

Alkohol und Biofeedback
Viele Biofeedbackbehandelte knirschen nach dem Genuss von Alkohol mehr als sonst, erzählte mir Dr. Jörg Köhler. Durch den Alkohol reagiert der Körper nicht mehr so gut auf das Biofeedback.

Überraschend war für mich, dass ich die ganze Nacht über immer wieder knirsche. Damit habe ich nicht gerechnet. Normalerweise habe ich die Erfahrung gemacht: Wenn ich früher aufstehe, geht es mir besser. Deshalb dachte ich, dass ich vor allem am Ende der Nacht, nach sechs Uhr morgens viel knirsche. Aber die Aufzeichnungen der Biofeedbackschiene bestätigen das nicht. Kurz nach dem Einschlafen bis kurz vor dem Aufwachen – das ist die Zeitspanne meiner Knirsch-Ereignisse.

Treffen sich eine Rettungssanitäterin, ein Zahnarzt und eine Extremsportlerin ...

Manche Patienten haben aus ihrem persönlichen bruXane-Diagramm drastische Schlüsse gezogen: So wechselte eine Rettungssanitäterin ihren Beruf. Sie hatte an den Aufzeichnungen gesehen, wie sehr sie rund um ihre Rettungseinsätze die Zähne zusammenbiss. Ein Zahnarzt gab sogar seine Praxis auf. Ich hoffe, dass es beiden besser geht.

Interessant fand ich auch die Geschichte einer Extremsportlerin. Sie hat sich tagtäglich nach der Arbeit ausgepowert und am Wochenende erst recht. Sie war überzeugt: „Wenn ich das nach dem beruflichen Stress nicht mache, komme ich von meiner Anspannung nicht runter und knirsche extrem viel." Dann erlitt sie eine Verletzung und musste für eine Zeit ins Krankenhaus. Mehrere Tage ohne Extremsport. „Ui", dachte sie: „Jetzt wird es nachts wohl richtig heftig werden." Die Überraschung: Ihre Schiene hat viel weniger Knirsch-Ereignisse gemessen als sonst.

Leicht auszuprobieren

Vielleicht fragst du dich jetzt: „Bringt mir Biofeedback etwas?“ Wer das herausfinden möchte, kann sich die erschwingliche „bruXane 2go“ in der Einheitsgröße bestellen. Sie wird für wenige Wochen getragen und kann nichts messen, aber bei Bruxismus vibrieren – reines Biofeedback eben. Meine Schwiegermutter hat sich nach dem Test mit der b2go für eine „bruXane personal“ entschieden. Denn immer dann, wenn sie die vibrierende Schiene in der Nacht nicht getragen hatte, waren am nächsten Tag die Nackenschmerzen wieder stärker. Das brachte meiner Schwiegermutter zwei Erkenntnisse: Erstens ist der Schlafbruxismus eine Ursache ihrer Nackenschmerzen. Zweitens hilft ihr Biofeedback.

Wirkungen in zwei Phasen

Die Wirkungen der Biofeedbackschiene lassen sich in zwei Phasen einteilen. In der ersten Phase knirschst du noch genauso oft wie vorher. Aber ein einzelnes Knirsch-Ereignis dauert kürzer als sonst: Jedes Mal, wenn du mit dem Knirschen anfängst, kommt die Vibration, und du lässt es wieder bleiben. Das funktioniert wie ein Reflex. In dieser ersten Phase, oft innerhalb der ersten ein bis drei Nächte, kannst du positive Effekte spüren bei Nacken- oder Kopfschmerzen oder Muskelverspannungen.

Erst in der zweiten Phase lernst du unbewusst, nicht nur kürzer, sondern auch immer seltener die Zähne aufeinander zu pressen. Die Anzahl der Knirsch-Ereignisse sinkt. Langzeitprobleme wie etwa ein Tinnitus können sich abmildern oder auflösen.

Updates und Erfahrungsaustausch zur bruXane

Blogbeiträge mit Updates und Leserzuschriften zur bruXane findest du unter https://schluss-mit-zaehneknirschen.de/bruXane

Zähnepressen am Tag – die Behandlung von Wachbruxismus

Wer unter Wachbruxismus leidet, presst tagsüber besonders in stressigen Situationen die Zähne aufeinander, ohne sich dessen bewusst zu sein. Das passiert oft bei Konflikten und Zeitdruck. In Selbsthilfeforen wird häufig das Autofahren erwähnt und auch Abspülen scheint eine beliebte Gelegenheit zum Pressen zu sein.

Empfehlung der S3-Leitlinie
„Patienten mit Wachbruxismus sollten zu Wahrnehmungs- und/oder Achtsamkeits- und/oder Entspannungstechniken zum Selbstmanagement angeleitet werden." (S. 93)

Ich kenne einige Menschen, die durch die Behandlung ihres Schlafbruxismus eine erhöhte Selbstwahrnehmung in der Mund- und Kieferregion erlangt haben. Erst dadurch wurden sie auf ihren Wachbruxismus aufmerksam. Mein eigenes Zähnepressen am Tag fiel mir zum ersten Mal auf, als ich im Büro einen Aqualizer trug. In diesem Kapitel stelle ich dir zwei weitere Möglichkeiten vor, wie du dein Zähne- oder Kieferpressen am Tag bemerken und verbessern kannst.

Die bruxApp

Die in Italien entwickelte bruxApp hilft dir, mehr über deinen Wachbruxismus zu lernen. Mehrmals am Tag fragt sie dich, ob du gerade die Zähne aufeinanderpresst, Schmerzen im Gesicht hast oder Ähnliches. Die App erstellt ein Tagebuch und eine grafische Darstellung. So hilft sie dir, das Pressen bewusst wahrzunehmen.

Ich bin durch die bruxApp-Anleitung auf das Phänomen des Kieferpressens aufmerksam geworden. Der große Vorteil der App ist die gesteigerte Achtsamkeit. Du wirst zunehmend ein Bewusstsein für den Spannungszustand deiner Kaumuskeln u.a. entwickeln. Dadurch wirst du es eher bemerken, wenn du tagsüber unbewusst die Zähne aufeinanderpresst. Und je eher du es bemerkst, desto eher wirst du wieder lockerlassen.

Zitat aus der S3-Leitlinie

„Die Evaluation der Selbstbeobachtung per Brux-App – der Selbstbeobachtung mittels Smartphone – steht noch aus. Der Ansatz erscheint jedoch vielversprechend, da er nicht nur diagnostischen Zwecken dient, sondern gleichzeitig verhaltenstherapeutisch auf die Anwender einwirkt." (S. 37)

Empfehlung der S3-Leitlinie

„Durch Selbstbeobachtung sollte den Patienten bewusstgemacht werden, wie häufig und unter welchen Bedingungen sie im Wachzustand die Kiefer anspannen und/oder verschieben mit oder ohne Zahnkontakt." (S. 54)

Der RelaxBogen: Entspannung der Faszien im Gesicht

Nicht nur, aber auch um Aufmerksamkeit für das tägliche Zähnepressen geht es beim RelaxBogen®. Dieses ultraleichte Ding – meine Küchenwaage kommt auf nur 17 Gramm – sorgt für eine geringfügige Anregung der Kaumuskelfaszien. Das funktioniert so:

Wenn ich den RelaxBogen auf meinen Kopf ziehe, kommen vom Hinterkopf her zwei Bögen, an deren Enden sich jeweils ein kleiner Knubbel befindet. Insgesamt gibt es also vier Knubbel oder Auflagepunkte. Diese liegen links und rechts auf den beiden großen Mundschließermuskeln, also dem Hamsterbackenmuskel Masseter und dem Schläfenmuskel Temporalis. Diese vier Punkte sind die einzigen Stellen, an denen der RelaxBogen meinen Körper berührt. Mehr als berühren soll es auch nicht sein. Beim ersten Benutzen habe ich einen leichten Druck verspürt und das ist nicht im Sinne der Erfinder. Ich habe daher die Bögen etwas auseinandergezogen. Schon war die Berührung an den Auflagepunkten so leicht, dass ich den RelaxBogen an meinem Kopf kaum bemerke. Manchmal vergesse ich sogar, dass ich ihn trage. Brillenträger kennen das, wenn sie minutenlang ihre Brille suchen und schließlich auf ihrer Nase finden. Meine aktuelle Brille wiegt mit 30 Gramm übrigens fast doppelt so viel wie der RelaxBogen.

Durch die sanfte Berührung stimulieren die vier Auflagepunkte zunächst die Faszien der beiden großen Mundschließermuskeln. Faszien sind ein Bindegewebe. Sie umhüllen unter anderem jeden Muskel sowie jede einzelne Muskelfaser und verbinden sie miteinander sowie mit dem Rest des Körpers. Daher gilt: Faszien und Muskeln verspannen und entspannen sich gemeinsam.

!

Der RelaxBogen wirkt über die sanfte Stimulation der Faszien.

Falls du schon Osteopathie erlebt hast, dann weißt du um die erstaunliche Wirkung von kaum spürbaren Faszienbehandlungen. Diesen Effekt macht sich der RelaxBogen zunutze. Durch die sanfte Stimulation der Faszien entspannen sich die Kaumuskeln und im nächsten Schritt häufig auch der Schulter-Nacken-Bereich. Ich trage den RelaxBogen mittlerweile fast immer bei der

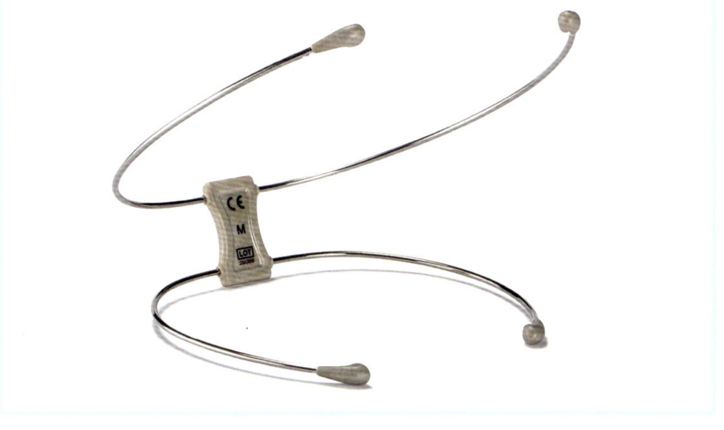

Der RelaxBogen®.

Computerarbeit. Die Muskulatur fühlt sich einfach entspannter an.

Neben der faszialen und muskulären Entspannung ist der zweite wichtige Effekt des RelaxBogens die erhöhte Aufmerksamkeit. Wachbruxismus ist ein unbewusstes Aufeinanderpressen der Zähne. Pressen geht nicht ohne Anspannung von Masseter- und Temporalismuskel. Wenn nun diese Muskeln durch die Auflagepunkte des RelaxBogens berührt werden, ist ein unbewusstes Pressen kaum noch denkbar.

So habe ich es nach einer Meinungsverschiedenheit erlebt, die nicht nach meinen Wünschen ausging. Direkt im Anschluss merkte ich eine Spannung auf der Kaumuskulatur und den Impuls, die Zähne aufeinanderzupressen. Da ich in diesem Moment den RelaxBogen trug, wurde mir die Muskelspannung bewusst. Ich habe aktiv die Kaumuskeln losgelassen und wahrscheinlich irgendetwas anderes gemacht, um meine innere Spannung abzubauen. Was das genau war, weiß ich aber nicht mehr. Vielleicht habe ich getrampelt oder auf einer Karotte herumgekaut.

An diesem Beispiel kann man schön sehen: Der RelaxBogen hilft nicht erst, wenn man schon die Zähne aufeinanderpresst. Er hilft bereits vorher und ist damit eines der ganz wenigen Hilfsmittel gegen das unbewusste Kieferpressen, bei dem ohne Zahnkontakt eine Spannung in der Kaumuskulatur aufrechterhalten wird.

> **!**
> Der RelaxBogen kann auch in der Nacht eingesetzt werden.

Die klinische Studie hat drei positive Effekte des RelaxBogens festgestellt, nämlich ein geringeres Verspannungsgefühl, weniger verhärtete Punkte in der Kaumuskulatur und eine verbesserte Kieferöffnung.

Drei Tipps für weniger Stress

Die Menschen im Süden Deutschlands sind gestresster als die Menschen im Norden, werden aber seltener davon krank. Neben diesem Ergebnis zeigte die Stressstudie 2016 der Techniker Krankenkasse außerdem: Der Stress in Deutschland nimmt seit Jahren zu. Bei Männern spielt der berufliche Stress eine etwas größere Rolle, bei Frauen dagegen der eigene Anspruch an sich selbst. Außerdem wenig überraschend: Wer auch in der Freizeit für seinen Arbeitgeber erreichbar sein muss, kann nicht richtig abschalten.

In der Paarberatung begegne ich Stress besonders häufig bei jungen Familien: Ein Partner arbeitet und ist erschöpft, der andere betreut die Kinder und ist ebenfalls erledigt. Ein wunderbarer Nährboden für Frust und Streit miteinander. Das ist ganz verständlich, denn in Hunderttausenden von Jahren haben wir es anders gemacht. Da war der Stamm oder die Großfamilie. Kinder haben mehr oder weniger alle gemeinsam erzogen. Dadurch war jeder mal zuständig und jeder hatte mal „kinderfrei“. Wenn junge Paare heute zu zweit Beruf plus Kindererziehung stemmen müssen und keine gute Betreuungsmöglichkeit für ihre Kinder haben, dann wird das schnell zu einer Belastungsprobe für den Einzelnen und für die Beziehung.

Stress gibt es in vielen Formen und Farben und die Anspannung der Muskulatur ist ein fester Bestandteil der natürlichen Stressreaktion. So verwundert es nicht, dass Stress zu Bruxismus führen kann. Fast alle Menschen, mit denen ich über das Zähneknirschen spreche, wissen das und vermuten: „Da spielt doch bestimmt Stress eine Rolle!“ Ja, das dürfte nach meiner Einschätzung in fast allen Knirscherfällen so sein. Darum lohnt es sich für dich als Bruxisten, deinen Alltag auf die Quellen von negativem Stress zu scannen und möglichst viele davon aus deinem Leben zu verbannen.

Unterschätze deine Möglichkeiten nicht!

Leider begegne ich immer wieder Menschen, die es für unmöglich halten, ihren eigenen Stress zu verringern: „Ich kann ja sowieso nichts ändern!“ Deshalb möchte ich dir gerne Mut machen. Ohne dich persönlich zu kennen, behaupte ich einfach mal ganz frech: Wenn du wirklich willst, kannst du den negativen Stress in deinem Leben reduzieren. Den positiven Eustress, der dich zu besonderen Leistungen antreibt und Erfolge mit sich bringt, willst du ja wahrscheinlich sowieso behalten. Und das ist auch gut so.

Doch den negativen Stress, der an deinen Kräften zehrt, den kannst du reduzieren. Aber Achtung: Das könnte zu größeren Veränderungen in deinem Leben führen. Vielleicht machst du demnächst den Jahresurlaub im Schwarzwald und nicht in der Karibik, weil du etwas weniger arbeitest und weniger Geld verdienst. Oder du bügelst nicht mehr für deinen Mann und deine pubertierenden Söhne und musst den Anblick ertragen, wenn sie in zerknitterten Hemden durch die Gegend laufen. Oder du wechselst den Wohnort.

Von Meditation, Ausdauersport, Manager-Nickerchen, schönen Hobbys, angenehmen sozialen Kontakten, Yoga, Qi Gong, Klettern, Massage, Waldspaziergang, mehr Sex und weniger Kontakt zum streitsüchtigen Großcousin der Schwiegermutter brauche ich dir nichts zu erzählen. Das Internet ist voll von solchen Ideen zur Stressreduktion. Eine Menge guter Gedanken findet sich in dem unterhaltsamen Buch „Der brennende Hamster“. Da es schon so viele Texte zum Thema Stressreduktion gibt, möchte ich hier keine Nacherzählung von all dem bieten.

Ich möchte zunächst drei Punkte herausgreifen. Der erste ist schon erledigt: Es ist eine Entscheidung. Deine Entscheidung. Vielleicht möchtest du dein Leben so lassen, wie es ist, und weiterhin die Zähne zusammenbeißen. Vielleicht wünschst du dir aber auch so sehr, nicht mehr zu knirschen, dass du ein Abenteuer beginnst und Veränderungen an deinem Leben vornimmst.

Beziehe Position

Als zweites möchte ich dir vorschlagen, dir nicht alles gefallen zu lassen. Viele von uns haben von Kindesbeinen an gelernt, immer freundlich zu sein. Wenn uns etwas nicht passt, sollen wir die Zähne zusammenbeißen und unseren Frust herunterschlucken. Für die Eltern sind Kinder, die nicht widersprechen, manchmal ganz angenehm. Und als Kind warst du im Kräftemessen zwangsläufig unterlegen. Vielleicht haben dich deine Eltern angeschrien, dass du gefälligst nicht schreien sollst?

Bei mir war das zum Glück nicht so. Trotzdem habe ich mir selbst beigebracht, möglichst immer freundlich zu sein und es anderen recht zu machen, um Konflikte zu vermeiden. Seit einigen Jahren lerne ich um. Ich sage meine Meinung immer öfter auch dann, wenn ich dafür keinen Beifall bekomme. Ich mache häufiger als früher nicht das, was andere von mir wollen. Und manchmal lasse ich „Fünfe gerade sein". Das tut gut und macht mir vieles einfacher. Der große Vorteil daran: Wenn die Menschen um mich herum wissen, was ich möchte, und ich weiß, was die Menschen um mich herum möchten, dann kommen wir gemeinsam zu viel besseren Ideen, mit denen es allen gut geht.

In der Paarberatung ist das oft ein Thema: Ein Partner neigt eher dazu, seine Meinung zu sagen und zu kritisieren. Der andere Partner tendiert eher dazu, zu beschwichtigen, sich zurückzuziehen und Meinungsverschiedenheiten aus dem Weg zu gehen. Je mehr der eine kritisiert, desto mehr geht der andere auf Abstand. Und je mehr der andere schweigt und mauert, desto mehr redet der erste wütend auf ihn ein. Das kann zu einer Spirale der Unzufriedenheit führen.

!

Viel Eindruck plus wenig Ausdruck ergibt viel inneren Druck.

Da es in diesem Buch nicht um Paarberatung geht, sondern ums Zähneknirschen, möchte ich den Partner herausgreifen, der sich zurückzieht. Der hat nämlich aus meiner Sicht die höhere Wahrscheinlichkeit, tagsüber wie nachts die Zähne aufeinanderzupressen. Er steckt viel ein und teilt wenig aus. Da gilt die Formel:

Viel Eindruck plus wenig Ausdruck ergibt viel inneren Druck. Den Mund aufzumachen und die eigene Meinung zu sagen, muss auch nicht automatisch lautes Streiten bedeuten. Dazu kannst du eine Menge guter Tipps in Christian Thiels Paarratgeber „Streit ist auch keine Lösung“ finden.

Aus meiner eigenen Erfahrung kann ich nur sagen: Wenn ich tagsüber in einem Konflikt freundlich, aber bestimmt meine Meinung gesagt habe, knirsche ich in der darauffolgenden Nacht weniger, als wenn ich tagsüber in einem Konflikt angespannt geschwiegen oder alles schöngeredet habe. Daher möchte ich dir als Knirscher ans Herz legen: Lasse dir nicht alles gefallen!

Wichtig: Es geht nicht darum, dass du deine Meinung immer durchsetzen musst. Mir tut es schon gut, offen zu sagen: „Ich sehe das ganz anders. Um der guten Zusammenarbeit willen mache ich trotzdem bei dem mit, was wir jetzt beschlossen haben.“ Was ausgesprochen ist, muss nicht mehr weggeknirscht werden.

Nutze den Stresskiller Ausdauersport

Der erste Punkt war also: Es ist deine Entscheidung. Und der zweite: Lass dir nicht alles gefallen. Als drittes möchte ich aus meiner eigenen Erfahrung erzählen, wie stark sich Ausdauersport auswirken kann. Ein Arzt hatte mir diesen Tipp gegeben. Es war derselbe Arzt, der mich auf die Aminosäure Tryptophan aufmerksam gemacht hatte. „Machen Sie jeden Abend vor dem Schlafengehen 15 Minuten Ausdauersport, sodass Sie ins Schwitzen kommen! Dadurch baut der Körper Stresshormone ab.“ Eine Freundin merkte dazu an: „Sorry, Christian, aber 15 Minuten sind definitiv noch kein Ausdauersport.“

> !
> Das Tempo für gesundes Joggen sollte immer so sein, dass du dich noch gut unterhalten könntest.

Wie dem auch sei: Ich bin fortan jeden Abend joggen gegangen. Und das war wunderbar. Tagsüber habe ich eine gute Portion Stress angesammelt und war abends angespannt. Dann habe ich mich wetterfest eingepackt und bin durch einen nahegelegenen Park gelaufen. Ohne Uhr. 15 Minuten haben mir nie gereicht, um runterzukommen. Aber das war egal. Ich hatte Zeit. Denn schon nach wenigen Tagen wusste ich: Wenn ich so lange jogge, bis ich richtig entspannt und müde bin, dann schlafe ich tief und fest. Und wenn ich tief und fest schlafe, dann fühle ich mich morgens wie neugeboren.

Durch meine erhöhte Leistungsfähigkeit erhalte ich jede „verjoggte“ Minute doppelt zurück. So war es manchmal eine Stunde, manchmal waren es vielleicht auch zwei. Ich habe es nie gemessen. Denn es war ganz eindeutig: Zwei Stunden Joggen plus sechs Stunden Schlafen machen einen viel erholteren und wacheren Christian als acht Stunden Schlafen ohne Joggen. Aber es muss nicht so lange sein. Du kannst schon mit 15 bis 20 Minuten Laufen einen positiven Effekt erzielen.

Während die Schlafforschung einen Zusammenhang zwischen regelmäßigem Sport und gesundem Schlaf sieht, wird von Sport am Abend manchmal abgeraten. Denn zum Einschlafen verringert der Körper seine Kerntemperatur und senkt den Puls. Beides kann durch späte und starke körperliche Aktivität erschwert werden, die Puls und Körpertemperatur erhöht. Allerdings ist die Studienlage dazu nicht eindeutig. In der Zeitschrift Sports Medicine wurde 2019 eine Meta-Analyse wissenschaftlicher Studien veröffentlicht. Die Autoren kommen zu dem Ergebnis:

„Insgesamt stützen die hier betrachteten Studien nicht die Hypothese, dass abendliche Bewegung den Schlaf negativ beeinflusst, sondern zeigen eher das Gegenteil“ (eigene Übersetzung).

Probier aus, was dir guttut. Falls du neu mit Sport startest, kann der Effekt auf den Schlaf ein paar Wochen auf sich warten lassen. Ein Schlafprotokoll kann dir bei der Beurteilung helfen: Wie lange hast du jeden Tag zum Einschlafen gebraucht, wie lange nachts wachgelegen?

Nicht jeder kann laufen, auch das ist klar. In der Lebensberatung erzählte mir eine Klientin von ihrer Fibromyalgie. Ihre Muskeln und Sehnen sind angegriffen und nicht leistungsfähig genug,

!

Nordic Walking oder Spazierengehen und Radfahren sind alltagstaugliche Ausdauersport-Alternativen.

um längere Strecken zu laufen. Daher konnte die Personalmanagerin diesen Effekt nicht nutzen. Sie ging stattdessen manchmal ins Fitness-Center und machte Krafttraining. Auch damit kann man Stress abbauen, allerdings nicht so effektiv wie mit Ausdauertraining. Krafttraining ist gut für das Selbstbewusstsein. Das hat die junge Frau, nennen wir sie Nicole Maier, auch gemerkt.

Nicole Maier hat so ungefähr alles ausprobiert, was man ausprobieren kann. Sie hat meditiert. Sie hat so Sport gemacht, wie es für sie möglich war. Sie hat ihre eigenen Ansprüche und ihre Denkmuster mit psychotherapeutischer Hilfe geklärt. Und so weiter und so weiter. Alle Ideen, die ich für sie hatte, hatte sie schon ausprobiert. Irgendwann fiel mir nur noch ein: „Sie tun so viel und packen so viel aktiv an. Und all das hat noch nicht zu der inneren Gelassenheit und der locker-fröhlichen Einstellung geführt, die Sie sich wünschen. Vielleicht ist dann der richtige Weg für Sie nicht, immer noch mehr und noch mehr zu machen. Vielleicht laden Sie die Gelassenheit ein, lehnen sich zurück und warten ab, ob sie irgendwann von selbst vorbeischaut."

Tatsächlich kam es im Verlauf der Wochen genau so. Zum ersten Mal klopfte die Gelassenheit ganz unerwartet an, als Nicole Maier gerade ein paar Blumen auf der Terrasse umtopfte. Dann kam es immer wieder vor und irgendwann stellte sie fest: „Ich weiß nicht genau, was da passiert. Aber irgendwie passiert da gerade etwas Gutes mit mir."

Und diesen Gedanken möchte ich dir gerne noch als Ergänzung mitgeben zu dem ersten Punkt: „Es ist deine Entscheidung." Ja, wahrscheinlich kannst du eine ganze Menge tun, wenn du Stress abbauen willst. Aber manchmal hilft es auch, nichts zu tun.

Kenne deine Stressoren und Antreiber

Stress kann unendlich viele Ursachen haben. Ein Brief vom Inkassobüro, unangenehme Mitmenschen oder die Nachrichten von Kriegen und Terroranschlägen in der Welt, sie alle können uns stressen. Diese Beispiele sind zunächst „nur“ äußere Ereignisse in der „objektiven“ Wirklichkeit. Doch zu einem gewissen Teil ist die Wirklichkeit „unsere“ Wirklichkeit, also das, was wir daraus machen. Darauf haben wichtige Strömungen der Psychologie wie der systemische Ansatz und der Konstruktivismus in den letzten Jahrzehnten zurecht aufmerksam gemacht.

!

Die Welt, in der wir leben, ist zu einem Teil auch „unsere“ Welt, also das, was wir daraus machen.

Stressforscher und Psychologen wie Gert Kaluza und Richard Lazarus unterscheiden drei Ebenen der sogenannten Stresstrias: Der Stressor ist auf der ersten Ebene der äußere Anlass für Stress, zum Beispiel eine unangenehme E-Mail. Bei der Bewertung des Stressors treten auf der zweiten Ebene die inneren Stressverstärker oder Antreiber auf. Zusätzlich wird die eigene Fähigkeit bewertet, die Situation zu bewältigen. Wird die Situation als bedrohlich bewertet, erfolgt auf der dritten Ebene die Stressreaktion. Sie bringt Veränderungen im Körper, im Denken und im Verhalten mit sich.

Über zwei Ängstliche

Zu einem gewissen Teil ist die Wirklichkeit „unsere“ Wirklichkeit. Zur Veranschaulichung erzählt der systemische Hypnotherapeut Gunther Schmidt von zwei Freunden, die plötzliche Angstattacken erlebt haben. Von jetzt auf gleich ging es los, plötzlich war die Angst da. Panik, das Herz pulsierte, der Moment war intensiv. Dann war die Angst wieder weg. Beide Freunde pflegten das gleiche Hobby: Bungeejumping. Beim Absprung ergriff sie die Angst. Eine Angst, die sie erleben *wollten.* Dieser Nervenkitzel war der Grund für das Bungeejumping. Als sich die beiden an den Sprung in den Abgrund gewöhnt hatten und die Angst ausblieb, wurde

Bungeejumping uninteressant und sie suchten sich ein anderes Hobby. Mit dieser Geschichte möchte Schmidt veranschaulichen: Eine Situation ist ganz oft nicht objektiv schlecht oder gut, sondern die Bewertung einer Situation passiert in unserem Kopf. Wer fest glaubt, dass man niemals Angst haben sollte, wird Grenzerfahrungen wie bei Extremsportarten meiden. Wer überzeugt ist, dass ein intensives Angsterleben eine bereichernde Erfahrung sein kann, wird genau danach suchen.

Du wirst völlig zurecht einwenden: Aber es ist doch ein großer Unterschied, ob jemand die Kontrolle über den Beginn seiner Angsterfahrung hat wie beim Bungeejumping oder ob jemand aufgrund einer psychischen Erkrankung von plötzlicher, unkontrollierbarer Panik heimgesucht wird! Ja, es stimmt, das ist ein großer Unterschied. Darum sind mir die ersten vier Wörter der Formulierung wichtig: *Zu einem gewissen Teil* ist die Wirklichkeit „unsere“ Wirklichkeit, das, was wir daraus machen. Und auf diesen gewissen Teil kannst du Einfluss nehmen und mitentscheiden, ob eine Stresserfahrung für dich zum Eustress wird, also zum guten, beglückenden Stress, oder aber zum Distress, zum unangenehmen, so richtig stressigen Stress.

Innere Glaubenssätze

Im Lauf unseres Lebens haben wir innere Überzeugungen gewonnen, die für uns so selbstverständlich sind, dass wir gar nicht bewusst darüber nachdenken. Es lohnt sich aber. Denn diese sogenannten „inneren Glaubenssätze“ sind von enormer Bedeutung dafür, wie wir auf Situationen reagieren. Stellen wir uns vor, für die Kolleginnen Jenny und Kristina steht das jährliche Beurteilungsgespräch mit der Chefin an.

Jenny hat in ihrem Leben überwiegend positive Erfahrungen mit Eltern, Lehrern und sonstigen Vorgesetzten gemacht. Als sie nicht für Mathe gelernt hatte und eine 5 nach Hause brachte, reagierten ihre Eltern besorgt und zugleich interessiert: Was ist los?

Wie geht es dir im Matheunterricht? Jenny erhielt Zuwendung und Unterstützung. Ab sofort nahm sich ihre Mutter jeden Tag eine halbe Stunde Zeit, um mit Jenny Mathe zu üben. Nach einem Gespräch mit dem Lehrer achtete dieser gezielt darauf, ob Jenny die Unterrichtsinhalte verstand. Die nächste Prüfung wurde mit einer 3 benotet.

Durch solche Erfahrungen hat Jenny mehrere Glaubenssätze verinnerlicht. Zum Beispiel: „Ich darf Fehler machen." Und: „Wer über mir steht, meint es gut mit mir und unterstützt mich." Drei Jahrzehnte später freut Jenny sich auf das Beurteilungsgespräch mit ihrer Chefin: „Ich bin gespannt, was sie mir sagt und wo ich mich noch verbessern kann." Die Matheklausur von damals hat Jenny längst vergessen. Aber sie ist zusammen mit anderen, ähnlichen Ereignissen ein Grund dafür, dass Jenny heute keinen Stress vor dem wichtigen Vorgesetztengespräch hat.

Bei Kristina ist das anders. Vor dem Beurteilungsgespräch mit der Chefin ist sie nicht einfach nur angespannt, sondern sie hat regelrecht Angst. Schon drei Wochen vorher fühlt sie sich so gestresst, dass sie schlecht schläft und manchmal nachts wach liegt. Sie ist sauer auf sich selbst: „Eigentlich bringe ich doch eine ganz gute Arbeitsleistung. Warum mache ich mir so viele Sorgen vor diesem Gespräch?" Kristina versteht sich selbst nicht.

Erst durch ein kostenloses Gespräch in einer nahegelegenen psychologischen Beratungsstelle fällt es ihr wie Schuppen von den Augen. Als sie erzählt, wie ihr erster Liebespartner immer nur an ihr herumkritisiert hat, kommen ihr die Tränen: „Vor dieser Beziehung war ich viel selbstbewusster!" Kristina hatte in den fünf Jahren ihrer ersten Partnerschaft die inneren Überzeugungen entwickelt: „Ich kann es niemandem recht machen." Und: „Egal, wie ich mich anstrenge, es genügt nicht." Obwohl es schon 20 Jahre her ist, dass ihr Ex-Freund sich von ihr getrennt hat, leidet Kristina noch heute unter den Erlebnissen von damals. Und unter den negativen inneren Glaubenssätzen, die sie damals entwickelt hat.

!

Unsere inneren Glaubenssätze beeinflussen unsere Wahrnehmung der Wirklichkeit.

Darum ist sie so gestresst vor dem Beurteilungsgespräch mit der Chefin.

Jenny, die ihrem Gespräch entspannt entgegenblickt, bringt objektiv übrigens genau die gleiche Arbeitsleistung wie Kristina. Zehn weitere Sitzungen in der psychologischen Beratungsstelle helfen auch Kristina, etwas ruhiger zu werden. Sie ist ein Jahr später immer noch etwas angespannt vor der Beurteilung, aber sie kann trotzdem gut schlafen. Die Arbeit an ihren inneren Glaubenssätzen hat begonnen. Zum Abschluss der Geschichte dieser beiden Kolleginnen verrate ich dir noch etwas: Kristina leidet seit gut 20 Jahren unter Bruxismus...

Ich lade dich ein, gezielt deinen inneren Glaubenssätzen auf die Spur zu kommen. Das kannst du im Rahmen einer Psychotherapie, einer psychologischen Beratung oder eines Coachings machen. Wenn du dich erst einmal für dich allein mit dem Thema beschäftigen möchtest, kannst du auch mit einem Buch anfangen: „Das Kind in dir muss Heimat finden"von Stefanie Stahl hilft dir Schritt für Schritt und bietet dir viele weitere Informationen zu inneren Glaubenssätzen.

Selbsttest: Innere Antreiber

Innere Antreiber sind eine spezielle Art von inneren Glaubenssätzen. Sie verursachen Stress, indem sie dich vor große Aufgaben stellen. Die Idee der inneren Antreiber kommt aus der sogenannten Transaktionsanalyse und ist unter Anhängern des neurolinguistischen Programmierens (NLP) besonders beliebt. Die fünf am weitesten verbreiteten Antreiber möchte ich dir im Folgenden in Form eines kleinen Selbsttests vorstellen. Online findest du ausführliche kostenlose Tests von unterschiedlicher Qualität.

Mein kleiner Selbsttest ist ganz einfach. Denk dir bitte einen konkreten Menschen, vielleicht eine Freundin, deinen Partner oder deinen Vorgesetzten. Wenn er über dich spricht, welcher der folgenden Sätze freut dich am meisten? Du kannst jedem Satz eine

Punktzahl von 0 für „ist mir total egal“ bis 10 für „vor Freude hüpfe ich im Dreieck“ geben.

1. Du kannst so viel aushalten!
2. Du bist immer so schnell!
3. Du gibst einfach alles!
4. Wenn du etwas anpackst, wird es zu 100 Prozent erledigt!
5. Alle Menschen finden dich toll!

Hast du jedem Satz eine Punktzahl gegeben? Gut, dann wiederhole das Spielchen mit den folgenden negativen Sätzen, die dein Freund, Partner oder Vorgesetzter zu dir sagen könnte. 0 steht wieder für: „Ist mir total egal!“. 10 bedeutet jetzt: „Ich bin zu Tode betrübt.“

1. Du heulst ständig rum!
2. Bis du aus den Puschen kommst, sind alle anderen fertig!
3. Du gibst dir gar keine Mühe!
4. Wichtige Details sind dir völlig egal, du kümmerst dich nur um das Grobe!
5. Du hast kaum Freunde!

Hast du wieder jeden Satz mit einer Punktzahl versehen? Sehr gut. Zähl jetzt deine Punkte der beiden Sätze mit der Nummer 1 zusammen, dann die der Nummer 2 und so weiter. Hinter den beiden Nummern mit der höchsten Punktzahl könnten deine stärksten inneren Antreiber stecken, die dir das Leben schwer machen.

Wie die Antreiber genau lauten? Hier sind sie in der Kurzfassung:

1. Sei stark!
2. Beeil dich!
3. Streng dich an!
4. Sei perfekt!
5. Mach es allen recht!

Kannst du mit deinen beiden Hauptantreibern etwas anfangen? Die meisten Menschen sagen mir, dass sie alle fünf Antreiber kennen. Das ist grundsätzlich gut, denn jeder Antreiber hat seinen Sinn und seinen Wert. Aber manchmal werden einzelne dieser inneren Kommandeure so stark, dass sie das Leben schwer machen. Der Grund dafür liegt in deiner bisherigen Lebenserfahrung. Falls einer deiner inneren Antreiber eine erdrückende Macht zu haben scheint, können Erlaubersätze Erste Hilfe leisten. Du kannst dir deine wichtigsten Erlaubersätze an die Innenseite deines Kleiderschrankes hängen, in dein Portemonnaie legen oder als große Notiz auf den Startbildschirm deines Smartphones schreiben. Mögliche Erlaubersätze zu den fünf großen Antreibern können sein:

1. **Ich darf auch mal Schwäche zeigen.**
   Ein bewusster Umgang mit Gefühlen macht klug.
   Ich darf Hilfe annehmen.
   Harte Schale, weicher Kern.
2. **Ich darf mir auch mal Zeit nehmen.**
   Ein alter Mann ist kein D-Zug.
   Gut Ding will Weile haben.
   Jedes Gehirn braucht auch mal Pause.
   In der Ruhe liegt die Kraft.
3. **Ich darf es auch mal locker angehen lassen.**
   Leicht verdientes Geld ist immer noch Geld.
   Fleiß kann man vortäuschen. Faul muss man schon sein.
4. **Ich darf auch mal Fehler machen.**
   Ich kann auch mal Fünfe gerade sein lassen.
   Nobody is perfect.
   Ich habe keine Macken. Das sind special effects.
5. **Ich darf auch mal Nein sagen.**
   Manchmal sehe ich Dinge anders als andere.
   Ich bin wichtig.
   Wenn jeder an sich denkt, ist an alle gedacht.

Löst einer dieser Erlaubersätze bei dir großes Unbehagen aus? Dann widerspricht er vermutlich einem deiner starken Glaubenssätze. Am besten gehst du der Sache auf den Grund. Es lohnt sich.

Selbstversuch: Die fünf Säulen der Identität

Deine inneren Glaubenssätze und inneren Antreiber trägst du überall mit dir herum, egal, wo du hingehst. Sie sind tief in dir. Trotzdem ist da auch noch diese Welt um dich herum. Wie sehr sie dich stresst, hängt zum Teil von dieser Außenwelt ab, zum Teil davon, was du daraus machst. Deine gefühlte Lebenssituation ist also ein Mischmasch von innen und außen.

Darum möchte ich dich nun zu einer Übung einladen, bei der auch deine äußere Lebenssituation eine wichtige Rolle spielt. Die Übung nennt sich „Die fünf Säulen der Identität". Die Idee stammt vom deutschen Psychologen Hilarion Petzold. Ursprünglich ist die Übung dafür gedacht, die eigenen Ressourcen zu entdecken und dadurch Selbstsicherheit zu gewinnen.

Ich werde dir gleich die fünf Säulen vorstellen. Jede Säule steht für einen wichtigen Lebensbereich. Zu jedem Lebensbereich gibt es einige Fragen für dich. Du wirst schnell bemerken, welche Lebensbereichssäulen dich besonders stützen und tragen. Diese Stützen können deine Selbstsicherheit stärken. Am Ende kannst du dein Ergebnis umdrehen und wahrscheinlich zeigt sich dann der ein oder andere Stressmacher aus deinem Leben.

Du kannst die Fragen unsichtbar in deinem Kopf beantworten. Ich möchte dir aber vorschlagen, deine Antworten auf einem Blatt Papier sichtbar festzuhalten. Das kann dir helfen, dir nichts vorzumachen. Beim Nachdenken könntest du unangenehme Fragen schnell überspringen und dir sagen: „Naja, ich weiß es nicht genau." Gerade die unangenehmen Fragen können aber unangenehme und stressige Lebensbereiche betreffen.

Wenn du etwas auf einem Blatt Papier festhältst, legst du dich fest. Keine Sorge, du legst dich nicht für den Rest deines Lebens fest, sondern nur für diesen einen Augenblick. In diesem einen Moment hast du deine Identität so gesehen, wie du sie aufs Papier gebracht hast. Und das ist manchmal ganz anders, als du es dir im Alltag vielleicht einredest.

Apropos einreden: Denk am besten nicht allzu lange über einzelne Fragen nach. Sonst antwortet dein Kopf und der sieht die Dinge aufgrund deiner Glaubenssätze manchmal anders, als du sie erlebst und fühlst. Zum Beispiel könnte deine spontane Reaktion auf die Frage nach deiner Beziehung sein: „Heute würde ich den nicht nochmal heiraten." Dann kommt dein Glaubenssatz dazwischen, dass man so etwas doch wohl nicht denken darf, und du antwortest: „Meine Beziehung ist ganz ok." Also, noch einmal die beiden Tipps: Lege dich auf einem Blatt Papier fest und lass deine erste spontane Reaktion gelten.

Wie du deine Reaktionen zu Papier bringst, ist dir ganz frei überlassen. Mit Klienten mache ich die Übung am liebsten in Form einer Mal-Meditation. Mit bunten Stiften werden alle fünf Säulen auf ein DIN-A3-Blatt gemalt. Das gibt viel Raum, um den eigenen Gefühlen und Gedanken kreativ nachzugehen. Wenn du nicht malen möchtest, kannst du dir zu jedem Lebensbereich einige Notizen machen oder dir noch ganz andere Methoden einfallen lassen, wie du deinen Blick auf deine fünf Identitätssäulen sichtbar machst.

Egal, wie du es machst: Bitte nimm dir etwas Zeit für die Übung und sorg dafür, dass du ungestört bist. Achte darauf, welche Gefühle bei jeder Säule in dir entstehen. Bei welchen Fragen lächelst du, bei welchen Fragen dominieren Sorgenfalten deine Stirn?

Nun stelle ich dir die fünf Säulen nach Hilarion Petzold vor. Die Reihenfolge hat keine Bedeutung. Alle fünf Säulen sind für unser Leben wichtig. Vielleicht sind dir trotzdem manche Säulen wichtiger als andere.

Die erste Säule ist **die Säule von Körper und Leiblichkeit**. Du kannst dich fragen:

- Wie zufrieden bin ich mit meiner körperlichen und geistigen Gesundheit?
- Wie sehr quälen mich Krankheiten oder schränken mich ein?
- Finde ich mich attraktiv?
- Lebe ich eine erfüllte Sexualität?
- Wie fühle ich mich beim Sport?
- Stehe ich körperlich unter Anspannung?
- Gibt mir mein Körper das Gefühl, stark zu sein?

Die zweite Säule ist **die Säule von Lebenssinn, Werten und Spiritualität.** Du kannst dich fragen:

- Was gibt meinem Leben Sinn?
- Welche Werte leiten mein Handeln?
- Welche Vorstellungen prägen meine Weltanschauung?
- Mache ich religiöse oder spirituelle Erfahrungen?
- Glaube ich an eine höhere Macht, die mich beschützt oder mir Geborgenheit schenkt?

Die dritte Säule ist **die Säule der Beziehungen und des sozialen Netzes.** Du kannst dich fragen:

- Welche Menschen sind mir wichtig?
- Wer sind meine besten Freunde?
- Wer sind meine ärgsten Feinde?
- Wie ist meine Beziehung zu meinem Partner, meinen Eltern, meinen Kindern, meinen Kollegen, meinen Freunden?
- Zu wem gehe ich, wenn ich Probleme habe?
- Wer ist für mich da und für wen bin ich da?

Die vierte Säule ist **die Säule der materiellen Sicherheit.** Du kannst dich fragen:

- Habe ich genug zum Leben?
- Habe ich Vermögen?
- Sind meine monatlichen Einnahmen höher als meine Ausgaben?
- Mache ich mir Sorgen um meine finanzielle Zukunft oder meine Rente?
- Habe ich ein Zuhause, in dem ich mich wohl fühle?
- Wohne ich in einem Viertel, in dem ich mich sicher fühle?

Die fünfte Säule ist **die Säule von Leistung und Erfolg.** Du kannst dich fragen:

- Was habe ich schon erreicht im Leben?
- Worauf bin ich stolz?
- Was sind meine größten beruflichen und privaten Erfolge?
- Was sind meine größten beruflichen und privaten Misserfolge?
- Was leiste ich tagtäglich?
- Wird meine Leistung anerkannt?
- Welche Ziele und Erfolge strebe ich noch an?

Beantworte diese Fragen in Ruhe nur für dich und in der Zeit, die du dafür brauchst. Mal deine fünf Säulen oder bring deine Antworten auf andere Weise zu Papier. Spür bewusst, welche Identitätssäulen dich stark machen. Das sind die Ressourcen, die dein Leben stützen und bereichern. Pfleg sie, mach sie dir bewusst und genieße sie. Sie können dir Sicherheit geben und dadurch deinen Bruxismus vermindern.

Wenn du mit dem Genießen für den Augenblick fertig bist, kannst du im nächsten Schritt die Übung umdrehen. Bestimmt waren einzelne Fragen dabei, die unangenehme Gefühle in dir wachgerufen haben. Vielleicht sind es sogar ganze Säulen, mit denen es dir nicht gut geht. Vermutlich sind das Lebensbereiche, die dir Stress bereiten. Du kannst dich fragen:

- Was genau macht diese Frage oder diese Säule so unangenehm für mich?
- Gibt es bestimmte Situationen, in denen mir dieser Lebensbereich besonders viel Stress bereitet (zum Beispiel immer dann, wenn ich über die Zukunft nachdenke wenn mein Partner mich ignoriert)?
- Gibt es bestimmte Situationen, in denen mir dieser Lebensbereich weniger Stress bereitet, in denen es mir also besser geht? Was kennzeichnet diese Situationen?

Um Genaueres zu erfahren, kannst du dir einen bestimmten Lebensbereich oder eine bestimmte Frage herausgreifen und in den nächsten Wochen ganz bewusst darauf achten, wann dich dieser Lebensbereich oder dieses Thema in Stress versetzt. Es kann helfen, wenn du dir jeden Abend ein paar Notizen dazu machst, also ein Stresstagebuch führst.

Mineralstoffhaushalt überprüfen – Kalzium und Magnesium

Stress ist nicht nur schlecht. Stress ist wichtig. Ohne die körperlichen Funktionen und Hormone hätten unsere Vorfahren bei Stress manch lebensbedrohliche Situation nicht überlebt und vielleicht gäbe es mich dann gar nicht. Oder dich. Eine wichtige Funktion von Stresshormonen ist es, im Fall einer langanhaltenden Belastungssituation wie einer mehrtägigen Flucht möglichst viele benötigte Stoffe im Körper zur Verfügung zu stellen. Mineralstoffe wie Kalzium werden aus den Knochen und Zähnen herausgeholt, um im Blut und in den Muskeln zur Verfügung zu stehen. Bei einer langen Flucht ist das sinnvoll. Wenn ein Mensch aber aus psychischen, sozialen oder emotionalen Gründen im Dauerstress lebt, dann besteht das ganze Leben gefühlt aus Flucht und Kampf. Und dann wird es auf der Ebene der Mineralstoffe und Hormone gefährlich.

!

Chronischer Stress beeinflusst unseren Mineralstoffhaushalt.

Für Zähneknirscher und vor allem für Zähnepresser kommt ein weiteres Problem hinzu: Die ständige Anspannung der Kaumuskeln verbraucht wie jede starke muskuläre Anstrengung Kalzium und Magnesium. Wenn du wie viele andere Knirscher unter Dauerstress leidest oder in der jüngeren Vergangenheit gelitten hast, empfiehlt sich daher ein Blick auf deinen Mineralstoffhaushalt.

Anders als das kleine oder große Blutbild ist ein Mineralstoffprofil keine Leistung der gesetzlichen Krankenkassen, zumindest nicht ohne ärztlichen Vorbefund. Mit 20 bis 25 Euro ist es aber bezahlbar und sehr viel günstiger als die Folgen etwa eines langjährigen, unentdeckten Kalziummangels. Teurer wird es, wenn du zusätzlich zu den Mineralstoffen auch die Menge bestimmter Vitamine in deinem Blut wissen möchtest. Schon die Bestimmung eines einzigen Vitamins im Blut kann 20 bis 30 Euro kosten. Ich wollte im Dezember 2016 über meinen Mineralstoff- und Vitaminhaushalt Bescheid wissen. Das war gut, denn so konnte ich gezielt Veränderungen in meiner Ernährung vornehmen. Im Unterschied zur Mehrheit in einer westlichen Gesellschaft habe ich es tatsächlich geschafft, zu wenig Natrium im Blut zu haben. Anscheinend habe ich nicht genug Fast Food und Fertigprodukte mit ihrem hohen Salzgehalt gegessen. Das mache ich immer noch nicht, aber ich salze mein Essen mehr als zuvor und die Kontrolluntersuchungen zeigen nun den erwünschten Natriumspiegel. Nicht so einfach war es mit dem viel zu geringen Kalziumwert. Kalzium und Magnesium sind zwei Mineralstoffe, die bei Muskelanstrengung verbraucht werden und deshalb bei uns Knirschern oft in zu geringer Menge im Blut zirkulieren. Das kann eine Menge definitiv unerwünschter Folgen haben. Hier kommt der beängstigende Wortlaut aus meinem Laborbericht:

„Bei der deutlich verminderten Kalziumkonzentration können vielfältige klinische Symptome auftreten. Aufgrund der zentralen Bedeutung von Kalzium für Aufbau und Erhalt der Knochenmasse kann dies zunächst Störungen des Knochenstoffwechsels mit niedrigerer Knochendichte einschließen. Auffällig ist häufig auch eine vermehrte neuromuskuläre Erregbarkeit im Sinne einer Tetanie, die mit Muskelkrämpfen einhergeht. Auch Allgemeinsymptome wie Kopfschmerzen, Abgeschlagenheit und Leistungsschwäche sind häufig zu beobachten, ebenso wie Störung der Haut und ihrer Anhangsgebilde mit dermatologischen Störungen und brüchigen Fingernägeln. Im EKG fällt beim Kalziummangel eine Q-T-Verlängerung auf."

Ernährung und Nahrungsergänzungsmittel

Auch, wenn ein Kalziummangel noch lange nicht bedeutet, dass alle diese Probleme eintreten, möchte ich meinen Kalziumspiegel normalisieren. Dazu erhöhe ich den Anteil von Käse und Milch in meiner Ernährung. Zusätzlich nehme ich Kalzium als Nahrungsergänzungsmittel ein.

!

Wenn der Hausarzt Anhaltspunkte für einen Mineralstoffmangel sieht, kann er in bestimmten Fällen die Untersuchung mit der Krankenkasse abrechnen.

Ich habe es als Tabletten zum Schlucken und als Brausetabletten gefunden. Bei der Auswahl eines Nahrungsergänzungsmittels lohnt sich ebenso wie bei anderen Lebensmitteln der Blick auf die Inhaltsstoffe. Ich nehme weder die Produkte, die in großen Buchstaben mit „ohne Zuckerzusatz“ werben, aber einen Haufen Süßungsmittel enthalten. Noch greife ich zu Produkten, die mit „ohne Süßungsmittel“ werben, aber zur Hälfte aus Zucker bestehen. Wenn ich ein Nahrungsergänzungsmittel wie Kalzium brauche, dann möchte ich reines Kalzium. Dazu musste ich eine Weile suchen, aber ich habe es gefunden.

Trotzdem war die wunschgemäße Anhebung meines Kalziumspiegels nicht einfach. Nach einem halben Jahr, im Juni 2017, war der Wert zwar schon besser als beim ersten Mal, aber er war immer noch viel zu gering. Der Wortlaut des Laborberichts hatte sich nicht verändert. Genauso ging es im Jahr 2018 weiter. Erst nach fast drei Jahren habe ich Ende 2019 endlich so viel Kalzium im Blut gehabt, wie es für eine gute Gesundheit zu wünschen ist. Ob dies daran liegt, dass ich jetzt weniger knirsche und dadurch weniger Kalzium verbrauche? Wer weiß ...

Botox – Gift gegen Knirschen

Nach aktuellem Forschungsstand lässt sich keine positive Wirkung von Pharmazeutika gegen Bruxismus erkennen. Die S3-Leitlinie lehnt deren Einsatz daher ab.

Empfehlung der S3-Leitlinie

„Bei Erwachsenen und Kindern sollten systemisch wirksame Medikamente zur Bruxismusbehandlung nicht gegeben werden." (S. 78)

Als einzige Ausnahme konnte die Forschung für Botulinumtoxin – bekannter als Botox – zwar keine heilende, aber zumindest eine schmerzlindernde Wirkung belegen. Da es bislang nur bei anderen Problemen und nicht gegen Bruxismus zugelassen ist, kommt nur eine zweckentfremdende sogenannte Off-Label-Nutzung in Frage, also eine Verwendung, die nicht der Zulassung des Medikaments entspricht.

Empfehlung der S3-Leitlinie

„Die Injektion von Botulinumtoxin bei Erwachsenen in die Kaumuskulatur kann als Behandlungsmaßnahme erwogen werden. Hierbei sind der „Off-Label-Use" und berufsrechtliche Vorgaben zu beachten." (S. 78)

Botox ist ein Nervengift. Das kannst du an dem Wortbestandteil „Toxin" erkennen. Gifte werden auch in der Medizin verwendet. Botulinumtoxin lähmt Muskeln, indem es die Signalweiterleitung vom Nerv zum Muskel stoppt. Es kommt daher bei Spastiken und in der Schönheitsmedizin zum Einsatz. Durch die Lähmung entspannen sich die Muskeln und Falten verschwinden.

Nicht gegen Bruxismus zugelassen

Zum jetzigen Zeitpunkt ist der Einsatz von Botox gegen Bruxismus weder in Deutschland noch in den USA zugelassen. Dennoch bieten manche Schönheitschirurgen und Zahnärzte ihren Patienten eine Behandlung mit Botox an. Warum?

Beim Zähneknirschen und -pressen werden die Kaumuskeln enorm angespannt. So werden sie ungewollt trainiert und wachsen daher ebenso ungewollt an. Dadurch kommen im Lauf der Zeit vor allem nachts immer stärkere Muskelkräfte beim Knirschen zum Einsatz. Zahlreiche Folgesymptome wie Kopfschmerzen, Tinnitus und Schlafstörungen plagen die Patienten. Wenn es nun gelingt, die „schuldigen" Muskeln außer Gefecht zu setzen – und das funktioniert mit Botox –, dann können sich die Folgesymptome abschwächen und die Patienten erleben eine Erleichterung ihres Leidensdrucks.

Kritische Nebenwirkungen

Bei der Behandlung wird eine geringe Menge des Gifts in die Kaumuskeln gespritzt, vor allem in den großen und starken Musculus masseter. Die Wirkung reicht für einige Monate. Etwa alle drei bis sechs Monate müssen die Spritzen wiederholt werden.

Der behandelnde Arzt muss genau aufpassen, wo er die Spritze ansetzt. Im Gesicht verläuft eine Unzahl von Muskeln und Nerven. Nahe am Masseter, der gelähmt werden soll, verläuft der Musculus zygomaticus major. Der soll auf keinen Fall Botox abbekommen. Er ist nämlich dafür zuständig, die Mundwinkel anzuheben. Anders gesagt: Wenn das Botox ein Stück daneben geht, kannst du für ein paar Monate nicht mehr lächeln.

Manche Patienten befürchten, aufgrund der Schwächung bzw. Lähmung der Kaumuskeln nicht mehr richtig kauen zu können. Auf YouTube finde ich dazu hauptsächlich Werbevideos von Schönheitschirurgen mit Patienten, die hochzufrieden sind und keine Nebenwirkungen erlebt haben. Ich habe allerdings von anderen Patienten gehört, die nach der Botoxbehandlung angefangen haben, zu sabbern.

Nicht nur die Muskeln können von Nebenwirkungen betroffen sein. Ich möchte dazu Wikipedia zu Wort kommen lassen: „Vor der Anwendung von Botulinumtoxin zur Behandlung von Bruxismus (Zähneknirschen), der craniomandibulären Dysfunktion (Kiefergelenksbeschwerden) sowie zur optischen Verschlankung des Gesichts wird gewarnt, da sie zu massiven Schäden am Kieferknochen führen kann." Je länger die Behandlung dauert, desto größer ist die Gefahr von bleibenden Schäden am Kieferknochen und an den Zähnen.

Symptom- statt Ursachenbehandlung

Eines der wichtigsten Argumente gegen den Einsatz von Botox bei Bruxismus ist die Konzentration auf die Symptome. Wenn du knirschst, gibt es dafür eine Ursache. Oder mehrere. Vielleicht ist es eine Fehlhaltung der Wirbelsäule oder Stress oder ein nicht gut passender Zahnersatz. Wenn du deinen Bruxismus dauerhaft loswerden möchtest, mach dich also besser auf die Suche nach den Ursachen und löse das Problem an seinen Wurzeln.

Wohlgemerkt: Ich kann es gut verstehen, wenn Patienten mit hohem Leidensdruck trotz des Risikos von Nebenwirkungen eine schnelle Abhilfe erfahren möchten. Manchen Patienten hilft der vorübergehende Botoxeinsatz, nicht durchzudrehen und überhaupt erst die nötige Kraft und das Durchhaltevermögen für andere Therapieansätze wiederzuerlangen. Als langfristiger Therapieansatz gegen Bruxismus und CMD eignet sich Botulinumtoxin allerdings nicht. Die 500 Euro pro Behandlung sind in andere Therapieformen sinnvoller investiert.

Mein Ampelsystem für Behandlungsansätze

Bruxismus und CMD sind so komplex und vielseitig, dass sie von Patient zu Patient unterschiedlich aussehen. Es ist ein großer Unterschied, ob deine Kieferfehlfunktion durch ein Halswirbelsäulentrauma in Folge eines Autounfalls entstanden ist oder ob sich dein hohes Stresslevel in deiner Knirscherei ausdrückt. Meistens spielen mehrere Faktoren zusammen. Außerdem gibt es so viele unterschiedliche Behandlungsansätze, dass du vielleicht denkst: „Mensch, ich sehe den Wald vor lauter Bäumen nicht!“

Als eine erste Orientierung möchte ich dir daher ein Ampelsystem anbieten: Welche Schritte kannst du recht bedenkenlos unternehmen, weil kaum oder keine Nebenwirkungen bekannt sind? Bei welchen solltest du dich besonders gut informieren? Neben dem Risiko von Nebenwirkungen berücksichtigt die Ampel die Kosten, den Aufwand und inwiefern ein Behandlungsansatz sich für alle Betroffenen eignet oder nur in bestimmten Fällen.

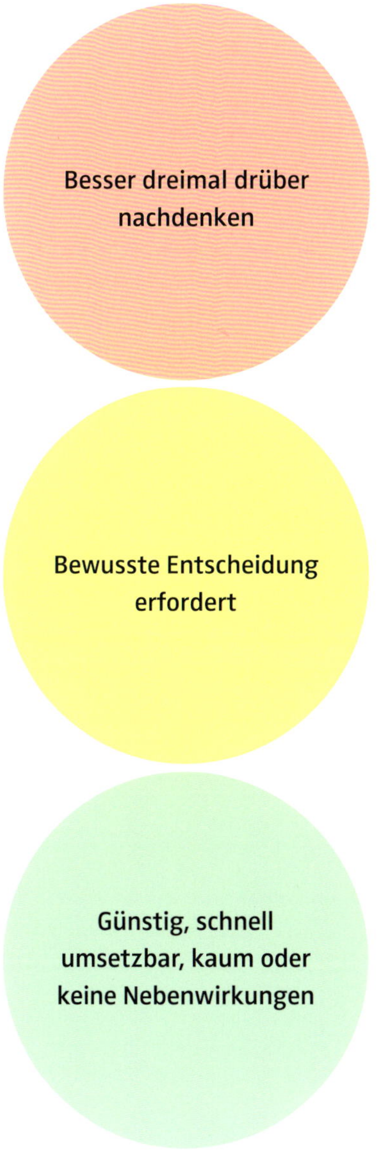
Besser dreimal drüber nachdenken
Bewusste Entscheidung erfordert
Günstig, schnell umsetzbar, kaum oder keine Nebenwirkungen

Grüne Ampel: Schnell, einfach und fast bedenkenlos umsetzbar

Die erste Tabelle nennt mögliche erste Schritte, um möglichst viel über den eigenen Bruxismus oder die eigene CMD herauszufinden und eine erste Besserung zu erfahren. Die Umsetzung ist einfach, es gibt wenige bis keine unerwünschten Nebenwirkungen und die Kosten halten sich in Grenzen.

Grüne Ampel: Günstig, schnell umsetzbar, kaum oder keine Nebenwirkungen

ANSATZ	ERHOFFTE EFFEKTE	GESCHÄTZTE KOSTEN (STAND FEBRUAR 2022)
Selbstbeobachtung, Stresstagebuch, Knirschtagebuch	Erhöhte Aufmerksamkeit insbesondere für Wachbruxismus	kostenfrei
bruxApp	Erhöhte Aufmerksamkeit für Wachbruxismus	kostenfrei
Sport, Meditation, Entspannungsübungen	Abbau von Stresshormonen	kostenfrei
Gezielte Übungen z. B. zur Beweglichkeit der Kiefergelenke	Bewusstere Bewegungsabläufe, Bewusstsein, „wo es hakt"	kostenfrei
Wissenserweiterung durch Bücher, Blogs, Videos ...	Kenntnis der Zusammenhänge, Wissen um hilfreiche Verhaltensweisen	zum Teil kostenfrei möglich
Aqualizer	Erkennen und leichtes Abdämpfen vor allem von Schlafbruxismus	25 €
Selbstmassage/Massagestab/Cupping	Lockerung der Muskulatur, Lösen von Triggerpunkten	kostenfrei/30 €

ANSATZ	ERHOFFTE EFFEKTE	GESCHÄTZTE KOSTEN (STAND FEBRUAR 2022)
Gesundheitskurse zu Stressmanagement und Entspannungstechniken	Stresslevel senken, Entspannungskompetenz erhöhe	Bei Krankenkassenzuschuss ca. 50 €
bruXane 2go	Erkennen, ob Schlafbruxismus vorliegt, welche Schmerzen darauf zurückzuführen sind und ob Biofeedback hilft	50 €
JawLax-Wärmeset	Entspannung der Kaumuskulatur	60 €
RelaxBogen	Erhöhte Aufmerksamkeit für Wachbruxismus, Entspannung von Faszien und Kaumuskulatur	190 €
EXPAIN change advanced	Biofeedback gegen Zähnepressen	250 €
Untersuchung/Diagnosegespräch bei unterschiedlichen Fachleuten (je nach Symptomatik): • Zahnarzt • Kieferorthopäde • Physiotherapeut • Osteopath • Biofeedbacktherapeut • HNO-Arzt • Neurologe • Logopäde • Augenarzt • Optometrist • Psychotherapeut • Psychologische Beratung	Bestätigung oder Widerlegung des Verdachts auf Bruxismus und CMD, möglichst genaue Informationen zum konkret vorliegenden Bruxismus/zur konkret vorliegenden CMD, Ausschluss von anderen Erkrankungen als Ursachen der Symptome	unterschiedliche Kosten je nach Therapeut, manche Untersuchungen zahlt die Krankenkasse

Gelbe Ampel: Bewusste Entscheidung nötig

Die zweite Tabelle nennt mögliche weitere Schritte, die zur Besserung von Bruxismus und CMD sowie deren Ursachen, Symptomen und Folgen führen. Im Unterschied zur ersten Übersicht musst du dich für diese Ansätze sehr bewusst entscheiden, weil sie zum Teil über einen längeren Zeitraum gehen, Disziplin erfordern, kostspielig sind oder sich aus anderen Gründen nicht auf die Schnelle ausprobieren lassen. Das Risiko unerwünschter Nebenwirkungen ist bei den meisten Punkten überschaubar, aber höher als in der grünen Tabelle.

Gelbe Ampel: Bewusste Entscheidung erfordert

ANSATZ	ERHOFFTE EFFEKTE	HERAUSFORDERUNGEN/ ZU BEDENKEN
Stressreduktion, emotionale Balance, unerwünschten inneren Glaubenssätzen die Macht nehmen	weniger Grund zum Knirschen durch emotionale Ausgeglichenheit	Langzeitprojekt, Disziplin und externe Unterstützung hilfreich
Ernährung, Lebensstil, soziale Beziehungen positiv entwickeln	weniger Grund zum Knirschen durch emotionale Ausgeglichenheit und allgemeine Gesundheit	Langzeitprojekt, Disziplin und externe Unterstützung hilfreich
Atlaskorrektur	Aufrichtung der Wirbelsäule	Je nach Methode Kosten von mehreren hundert Euro

ANSATZ	ERHOFFTE EFFEKTE	HERAUSFORDERUNGEN/ ZU BEDENKEN
Aufbissschiene	Schutz der Zahnsubstanz	Je nach Schiene und Zahnarzt Kosten vom niedrigen drei- bis in den vierstelligen Bereich, manche Schienen zahlt oder bezuschusst die Krankenkasse möglichst vorher Entspannung der Kaumuskulatur und Aufrichtung der Wirbelsäule
bruXane personal	Schutz der Zahnsubstanz und Reduktion des Schlafbruxismus	Je nach Zahnarzt Kosten ab ca. 500 €
Ausführliche Behandlungen durch unterschiedliche Fachleute (je nach Diagnosen): • Zahnarzt • Kieferorthopäde • Physiotherapeut • Osteopath • Biofeedbacktherapeut • HNO-Arzt • Neurologe • Logopäde • Augenarzt • Optometrist • Psychotherapeut • Psychologische Beratung	Nachhaltige Besserung oder Beseitigung von Ursachen, Symptomen und Folgen von Bruxismus und CMD	unterschiedliche Kosten je nach Therapeut, manche Behandlungen zahlt die Krankenkasse

Rote Ampel: Besser dreimal drüber nachdenken

Die dritte Tabelle nennt Behandlungsansätze, die du gut überlegen solltest. Zum Teil gibt es ein höheres Risiko von Nebenwirkungen, die Behandlungsschritte lassen sich nicht rückgängig machen oder die Wirkung ist fraglich.

Rote Ampel: Besser dreimal drüber nachdenken

ANSATZ	ERHOFFTE EFFEKTE	VORSICHT
Botulinumtoxin spritzen	Schmerzreduktion, Rückbildung überstarker Kaumuskeln	Keine Ursachenbehandlung, Risiko von Nebenwirkungen, nicht offiziell gegen Bruxismus zugelassen
Jig-Schiene zwischen den Schneidezähnen	Weniger Krafteinsatz beim Schlafbruxismus	Auf Dauer ungewollte Kieferorthopädie, Zahnfehlstellungen
Bimaxilläre OP an Ober- und Unterkiefer	Beseitigung von Kieferfehlstellungen, Herstellen eines gleichmäßigen Aufbisses	Massiver Eingriff mit hohem Nebenwirkungsrisiko, möglichst vorher Lockerung der Kaumuskulatur und Aufrichtung der Wirbelsäule
Abschleifen von Zähnen und Einsatz von Zahnersatz	Herstellen eines gleichmäßigen Aufbisses, u.U. Wiederherstellung der Kaufähigkeit	Im Einzelfall sinnvoll Definitiver, nicht vollständig rückgängig zu machender Eingriff, laut S3-Leitlinie keine Ursachenbehandlung, aber Behandlung von Bruxismusfolgen, möglichst vorher Lockerung der Kaumuskulatur und Aufrichtung der Wirbelsäule

Weitere Ansätze und Ideen

Aus diesem Buch könnte man ohne Weiteres ein mehrbändiges Lexikon werden lassen. Viele Themen habe ich nur angerissen. Andere habe ich überhaupt nicht erwähnt. Das möchte ich zumindest zum Teil nachholen, indem ich dir kurze Anmerkungen zu einigen Stichwörtern anbiete. Bei Interesse kannst du auf eigene Faust recherchieren. Oder du schreibst mir, damit ich recherchiere und einen Blogartikel verfasse.

- Wissenschaftler der japanischen Okayama University haben 2018 eine Studie veröffentlicht, die den Zusammenhang von **Zahnfleischentzündungen (Parodontitis)** und erhöhter Kaumuskelaktivität belegt. Vermutlich kann Bruxismus allein keine Zahnfleischentzündung hervorrufen, aber durch den hohen Druck im Kieferbereich bereits bestehende Entzündungen verschlimmern.
- Gute **Zahnärzte und Kieferorthopäden** kennen weit mehr individuelle Behandlungsmethoden, als ich in diesem Buch beschreiben kann. Ein funktionstherapeutisch ausgebildeter Bonner Zahnarzt hat mir zum Beispiel angeboten, eine manuelle Diagnostik durchzuführen. Diese dauert ungefähr eine Stunde. Die Bewegungen meines Kauapparates werden sehr genau erfasst. Dadurch kann dann eine noch gezieltere Behandlung erfolgen. Der Kostenpunkt liegt bei ungefähr 800 Euro.
- In manchen Fällen kann es sinnvoll sein, in einem **Kopfschmerzzentrum** mögliche andere Gründe für deine Kopfschmerzen zu überprüfen. Fachleute unterscheiden weit über 100 verschiedene Arten von Kopfschmerzen. Bruxismus und CMD können eine Ursache sein, müssen es aber nicht.
- Du kannst Spezialisten für **Psychosomatik** aufsuchen. Sie kennen sich damit aus, wie psychische und emotionale Vorgänge zu körperlichen Erkrankungen führen und wie umgekehrt kör-

perliche Erkrankungen auf psychische und emotionale Vorgänge wirken. Falls du unter mehreren „seltsamen" Symptomen leidest, ist eine psychosomatische Begutachtung besonders sinnvoll. Sich psychosomatisch untersuchen zu lassen ist in unserer Gesellschaft leider immer noch mit Scham verbunden. Das Gleiche gilt für eine Psychotherapie. Zu Unrecht: Erstens kann beides viel bringen. Zweitens gibt es kaum einen Menschen, der nicht an irgendeinem Punkt in seinem Leben psychotherapeutische Gespräche oder zumindest eine psychologische Beratung brauchen könnte. In der Paarberatung wünsche ich mir oft, die Paare wären schon viel früher gekommen. Aber viele warten, bis sie keine andere Möglichkeit mehr sehen. Wegen des guten Rufs: „Unsere Freunde und Nachbarn denken, wir wären ein Traumpaar. Die wissen nichts von unseren großen Beziehungsproblemen." Wie oft höre ich diese zwei Sätze! Ich selbst hatte übrigens ein paar Sitzungen mit einem psychologischen Psychotherapeuten. Der kam zu dem Schluss, dass ich keine Psychotherapie brauche. Etwas Coaching könnte mir helfen, hat er gesagt. Warum nicht, Coaching ist auch gut.

- Als wirksam gegen Zähneknirschen hat sich die **Progressive Muskelentspannung nach Jacobson** (PME/PMR) erwiesen.

Empfehlung der S3-Leitlinie

„Progressive Muskelentspannung (PMR) kann zur Behandlung des Bruxismus eingesetzt werden." (S. 86)

- Manche Patienten versuchen **Akupunktur, homöopathische Behandlungen oder Hypnosen.** Der YouTube-Hypnose-Kanal Thomas Hall bietet ein beruhigendes Audio für die Nacht, das vom Zähneknirschen abhalten soll. Die Hördauer dieser „No More Teeth Grinding Sleep Subliminal Session" beträgt schlappe neun Stunden. Zu hören sind unter anderem zirpende Grillen. Dazu sollen subliminale Botschaften vom Knirschen und Pressen abhalten. Subliminal, das heißt unterhalb der menschlichen Wahrnehmungsschwelle. Deshalb kann ich auch nicht beurteilen, ob diese Botschaften tatsächlich da sind. Und ob bei einem deutschsprachigen Patienten englische subliminale Botschaften helfen.

- Rainer Schöttl vom BiteBlog empfiehlt in seinem Buch „CMD: Kein Schicksal" die Transcutane Elektrische Neural-Stimulation (TENS) nach Dr. Jankelson. Am Anfang der CMD-Behandlung kann damit eine Lockerung der verspannten Muskulatur erreicht werden. Durch eine hochfrequente Stimulation der Muskulatur fühlt der Patient keinen Schmerz, sondern ein Kribbeln. Der CMD-Spezialist Rainer Schöttl schreibt: „Zumeist ist das Resultat positiv, nicht selten sind Patienten sogar erstmals seit langer Zeit spontan schmerzfrei!"
- Günther Amann-Jennson vertritt die These, dass schräges Schlafen verschiedenen Krankheiten vorbeugt und die Gesundheit fördert. Er empfiehlt eine Bettschräge von wenigen Grad, sodass der Kopf etwa 15 Zentimeter höher liegt als die Füße. Dadurch soll sich unter anderem der Blutdruck im Kopf absenken. Ich kenne persönlich einen Betroffenen von Schlafapnoe, der damit erstaunlich positive Erfahrungen gemacht hat und endlich ohne Atemmaske schlafen kann.

Schräg schlafen gegen Bruxismus?

Ich wollte wissen, ob mir die Schräglage gegen Bruxismus helfen kann. Meine Erfahrungen findest du unter: https://schluss-mit-zaehneknirschen.de/schraeg

- Die Autoren **Liebscher & Bracht** haben 2021 ein Buch zur Selbstbehandlung von Zähneknirschen und Kieferschmerzen sowie den „Kieferretter“ auf den Markt gebracht. Der Kieferretter wird zwischen den Schneidezähnen platziert und ermöglicht eine passive Dehnung von Muskeln und Kiefergelenk. Überhaupt spielt Dehnung die zentrale Rolle im Ansatz von Liebscher & Bracht. Wissenschaftlich orientierte Therapeuten stehen dem Autorenduo kritisch gegenüber, weil zentrale Thesen nicht wissenschaftlich belegt sind. Die „Schmerzspezialisten“ werben mit 30-jähriger Forschung, ohne eine wissenschaftliche Veröffentlichung dazu vorweisen zu können. Außerdem bieten Liebscher & Bracht oft mit großer Überzeugungskraft die eine Lösung für alle an, ob bei Rückenschmerzen, Arthrose oder eben Zähneknirschen. So verlockend es klingt, ist das leider zu einfach.
- Du kannst auf einer Karotte oder etwas ähnlichem **herumbeißen,** um Stress abzubauen. In einer Studie „konnte gezeigt werden, dass bei Stress das Kauen auf einem Paraffinwürfel den Cortisolgehalt im Speichel reduziert“ (S3-Leitlinie, S. 13).
- Auf meiner persönlichen Ausprobierliste recht weit oben stehen im Moment **Yoga oder Somatic Yoga.** Ich glaube, das kann für meine Gelenke, Faszien, Muskeln und für die Wirbelsäule hilfreich sein. Bei Yogis sehe ich in der Regel eine aufrechte Körperhaltung. Die ist viel besser als ein Upper Cross und gut gegen Bruxismus.

Ganz subjektiv – mein persönlicher Rückblick und Ausblick

Ich habe dieses Buch mit einer Geschichte im Jahr 2014 beginnen lassen. In dem Jahr, in dem mir dank Wikipedia klar geworden ist, dass ich knirsche. Meine eigene Geschichte beginnt natürlich deutlich früher.

Zähneknirschen durch Augenstress

Auch mit dem Zähneknirschen habe ich mit Sicherheit nicht erst 2014 angefangen. Ich gehe davon aus, dass es ungefähr ab dem Jahr 2009 startete, vielleicht auch etwas später. Vorher ging es mir bestens. Dann begannen meine Blendempfindlichkeit und die schnelle Überlastung meiner Augenmuskulatur. Danach ging es bis 2011 rapide bergab. Wahrscheinlich habe ich in dieser Zeit auch mit dem Knirschen angefangen. Ich sehe es zu einem großen Teil als Folge der Blendempfindlichkeit, denn normalerweise habe ich mich selten großartig stressen lassen. Aber die Probleme mit meinen Augen machen mir eine ganze Menge Stress und den baue ich durch den nächtlichen Bruxismus ab.

Kann ich meine Augen ein paar Tage lang richtig schön entspannen, dann knirsche ich kaum mit den Zähnen. Habe ich tagsüber Augenstress, dann geht es auch nachts rund. Wenn ich den Bruxismus vollständig hinter mir lassen möchte, dann muss ich also die Blendempfindlichkeit loswerden oder wenigstens stark abmildern. Das aber ist eine Aufgabe für sich. Der Augenarzt ging zunächst von einer Lidrandentzündung aus. Die verschwand. Dann gingen andere Augenärzte von einem sogenannten trockenen Auge aus. Auch dieses Problem löste sich in Luft auf. Der Sehnerv ist in Ordnung und der Augeninnendruck ist ok. Manche Krankheiten wie Diabetes, Borreliose oder Rheuma können sich negativ auf die Augen auswirken. Aber auch solche Krankheiten habe ich nicht.

So ziemlich alles, was Ärzte wegen der Augen an mir untersucht haben, ist gesund. Kerngesund. Das freut mich. Es gibt mir aber keine Antwort auf die Frage, was da eigentlich los ist. Vielleicht finde ich es eines Tages heraus. Meinen Optimismus bestärken Betroffene seltener Krankheiten, die erst nach Jahrzehnten eine hilfreiche Diagnose bekamen. So wie der Schlagzeuger Markus Faller, von dem ich im Kapitel über Optometrie erzählt habe. Als dreijähriges Kind war er mit dem Kopf auf die Tischplatte geknallt. Seitdem hatte er einen schiefen Hals, ihm war nach Schulprüfungen übel und bei einer Durchfahrt durch den Brenner-Tunnel musste er sich übergeben. 33 Jahre musste er warten, bis er mehr oder weniger zufällig die richtige Diagnose bekam. Ich habe den Musiker in Rastatt getroffen und erfahren, dass es ihm seitdem blendend geht. Das freut mich und macht mir Hoffnung. Vielleicht findet man auch bei mir eines Tages eine Ursache, die sich leicht beheben lässt.

Informieren und ausprobieren

Da es mir aus ärztlicher Sicht eigentlich gut gehen müsste, probiere ich manches selbst aus und informiere mich in alle Richtungen. Nach meinem gesundheitlichen Tiefpunkt Ende 2011 habe ich mir ein paar Monate Auszeit für meine Gesundheit genommen und mein Leben entstresst, meine Ernährung umgestellt sowie mit gesundheitsorientiertem Sport begonnen. Durch Barfußschuhe, Vorfußlaufen und Übungen gehen meine O-Beine seit Jahren zurück. Seit ich mich vielfältiger bewege, springe, balanciere, krabble und klettere, wachsen meine Muskulatur und meine Koordinationsfähigkeit. Ich habe mich beruflich umorientiert und gehe gern zur Arbeit. Viele gute Schritte für meine Gesundheit konnte ich Hand in Hand mit der Arbeit an diesem Buch machen und fürs Erste gute Wege finden, mit dem Bruxismus umzugehen. Somit führe ich heute alles in allem ein schönes und erfülltes Leben.

Was mir beim Bruxismus am meisten geholfen hat

Offen ist weiterhin, was genau eigentlich für die Blendempfindlichkeit meiner Augen und damit höchstwahrscheinlich für mein Zähneknirschen verantwortlich ist. Gegen den Bruxismus als solchen habe ich eine Menge ausprobiert, wie du mittlerweile weißt. Vieles davon hat geholfen. Ausdauersport ist stark. Der Effekt der Aqualizer war großartig, bis der Zahnarzt beschloss die hinteren Mahlzähne abzuschleifen. Das Paket von Atlaskorrektur, Osteopathie und diversen Übungen bringt mir eine ganze Menge. Das Biofeedback der bruXane ist mächtig und die vielen anderen Helferlein wie JawLax und RelaxBogen nutzen ebenfalls. Ich werde oft gefragt, was mir von all dem am meisten geholfen habe. Das ist zwar schwer zu sagen, weil ich besonders während der Arbeit an diesem Buch häufig mehrere Dinge gleichzeitig ausprobiert habe. Trotzdem kommen hier meine persönlichen Top 3:

1. aktiver Abbau von Stresshormonen durch Ausdauersport, Trampeln, Schreien und was man sonst noch mit dem Körper machen kann
2. Entstressung dank aktiver Gestaltung aller Lebensbereiche durch eine klare Prioritätensetzung
3. die bruXane personal Aufbissschiene mit ihrem Biofeedback

Wie geht es weiter?

Die Liste mit weiteren Ideen, die ich für meine Gesundheit noch ausprobieren möchte, ist lang und wird immer länger. Ich bin gespannt, welche neuen Erkenntnisse mich zukünftig voranbringen.

Ein Thema könnte es sein, einer möglichen aufsteigenden oder absteigenden CMD auf den Grund zu gehen. Bei bestimmten Kieferbewegungen höre ich im linken Kiefergelenk ein Knacken. Mein rechtes Bein dreht leicht nach außen bzw. klappt die Hüftinnenrotation rechts nicht so ungehemmt wie links. Dazwischen ist die Brustwirbelsäule zu steif. Gibt es einen Zusammenhang zwischen der Hüftinnenrotation, der Brustwirbelsäule und dem Kieferknacken? Für die Antwort auf diese Frage werde ich höchstwahrscheinlich die Hilfe erfahrener Therapeuten benötigen, vielleicht von einem auf CMD spezialisierten Osteopathen. Möglicherweise werde ich mich ähnlich wie Uwe Rößler für eine längere Behandlung entscheiden, die Kieferorthopädie und Osteopathie miteinander kombiniert. Falls ich mich so entscheide, dann werde ich viel Zeit aufwenden, um mich damit auseinanderzusetzen und mich für in meinem Sinne gute Therapeuten und Behandlungsmethoden entscheiden zu können.

Die wichtigsten Ziele

Heute knirsche ich weniger und wache erholt auf, anders als noch vor ein paar Jahren. Damals habe ich manchmal in der Nacht so stark geknirscht, dass ich den ganzen Tag über zu nichts zu gebrauchen war. Das gibt es heute nicht mehr. Mein Ziel bleibt, die Blendempfindlichkeit loszuwerden und eines Tages gar nicht mehr zu knirschen. Wie nah ich an dieses Ziel herankommen werde, weiß ich noch nicht. Doch ich weiß, dass ich weiter am Erreichen dieses Ziels arbeiten werde.

Und zugleich weiß ich auch, dass einige andere Ziele noch viel wichtiger sind. Eine Krankheit oder auch irgendein anderes Problem kann sich ganz schnell zum Mittelpunkt unseres Lebens entwickeln und viel Platz einnehmen. Aber kein Problem ist es wert, der Mittelpunkt unseres Lebens zu sein.

Darum möchte ich dich aus diesem Buch mit fünf Erkenntnissen von Bronnie Ware verabschieden. Sie hat viele Sterbende begleitet. Sterbende sehen im Rückblick auf ihr Leben nicht nur Schönes und Gutes, sondern sie bereuen auch manches. Damit wir am Ende unseres Lebens möglichst froh zurückschauen können, teilt Bronnie Ware in einem Buch mit uns die „Fünf Dinge, die Sterbende am meisten bereuen". Es sind diese fünf:

1. „Ich wünschte, ich hätte den Mut gehabt, mein eigenes Leben zu leben.“
2. „Ich wünschte, ich hätte nicht so viel gearbeitet.“
3. „Ich wünschte, ich hätte den Mut gehabt, meine Gefühle auszudrücken.“
4. „Ich wünschte, ich hätte den Kontakt zu meinen Freunden aufrechterhalten.“
5. „Ich wünschte, ich hätte mir erlaubt, glücklicher zu sein.“

Aus: „5 Dinge, die Sterbende am meisten bereuen“ von Bronnie Ware, Arkana Verlag

Ich wünsche dir ein glückliches Leben.

Dein Christian Koch

PS: Schreib mir doch von deinen eigenen Erfahrungen mit dem Zähneknirschen an hallo@schluss-mit-zaehneknirschen.de

ANHANG

Weiterlesen, -hören und -anschauen

Blog und Podcast des Autors

Christian Koch: Blog Schluss mit Zähneknirschen
Ich bleibe am Ball und biete dir auf meinem Blog Schluss mit Zähneknirschen (https://schluss-mit-zaehneknirschen.de/) Bonusmaterial zum Buch. In manchen Artikeln antworte ich auf die Erfahrungen und Fragen anderer Leser. In anderen Blogbeiträgen beschreibe ich meinen Selbstversuch, schräg zu schlafen (https://schluss-mit-zaehneknirschen.de/schraeg), oder stelle dir kostenfreie CMD-Onlinetests (https://schluss-mit-zaehneknirschen.de/cmd-tests/) vor. Ich gehe Fragen nach wie: Was sagt die Forschung zur Wirkung von Cupping? Warum kann es sinnvoll sein, eine Knirscherschiene auch tagsüber zu tragen? Und wo findet man gute Kieferübungen bei CMD? Als Stresspräventionstrainer und Schlafberater gebe ich Impulse, die mehr im Leben verbessern können als nur den Bruxismus. Außerdem findest du auf dem Blog diejenigen Folgen aus meinem Ratgeberpodcast ichStark, die für Zähneknirscher von besonderer Bedeutung sein können.

Der Blog zum Buch
https://schluss-mit-zaehneknirschen.de/

Christian Koch: ichStark, der Ratgeberpodcast zu Psychologie, Gesundheit und Lebenszufriedenheit
In meinem Ratgeberpodcast ichStark (http://ichstark.com/) erwarten dich Experteninterviews rund um Gesundheit und Psychologie. Er ist kostenfrei verfügbar – unter https://ichstark.com (https://ichstark.com/) und praktisch überall, wo es Podcasts gibt. Unter den Folgen sind auch einige für dieses Buch geführte Interviews, etwa mit Uwe Rößler, Dr. Torsten Pfitzer und Ulrich Bauer-Staeb. Die Tabelle zeigt eine Auswahl an Podcastfolgen, die für Zähneknirscher hilfreich sein können.

FOLGE	THEMA/ GESPRÄCHSPARTNER
07	Lukas Rick: Selbstwertgefühl steigern und Denkmuster verändern
09	Felix Kade: Schmerzen effektiv loswerden
12-13	NeuroMeditationstrainer Marbod Kindermann: Meditation als mentales Training
14	Uwe Rößler über CMD-Behandlung
16	Der „ZwangsNeurotiker" über Tinnitus
17-18	Ulrich Bauer-Staeb über Biofeedback gegen Zähnepressen und Nackenschmerzen
21	Gewohnheiten verändern, aber wie?
27	Dr. Torsten Pfitzer: Auf- und absteigende CMD
30	Andres Santamaria: Die Kraft der Atmung
31	Die Stresshormone Adrenalin und Cortisol
32	Schlafmedizinerin Prof. Dr. Kneginja Richter
35	Ivan Blatter: Zeitmanagement ist gescheitert
36	Julia Scharnowski: Nerven behalten im Familienalltag
37	Medikamente bei Schlafstörungen?
43	CMD für Anfänger (Rezension)
45	Faszienforscher Dr. Robert Schleip
47	Tinnitusexperte HNO-Arzt Dr. Uso Walter

Andere weiterführende Informationen

Falls du mehr über die Ursachen, Auswirkungen und Behandlungsansätze von Bruxismus und CMD erfahren möchtest, findest du im Folgenden einige Angebote aus unterschiedlichen Perspektiven.

Torsten Pfitzer: Kiefer gut, alles gut. Das Übungsprogramm gegen CMD, die wahre Ursache von Zähneknirschen, Kopfschmerzen, Nackenverspannungen, Tinnitus und Co. Riva Verlag 2018

Dr. rer. nat. Torsten Pfitzer, ist einer der Therapeuten, die über einen eigenen Leidensweg in ihre Rolle gefunden haben und sich dadurch gut in das Empfinden ihrer Patienten einfühlen können. Während seiner beruflichen Tätigkeit in der pharmazeutischen Industrie suchten ihn Rückenschmerzen heim, die chronisch wurden. Mehrere Bandscheibenvorfälle folgten. Was war da los? Eine Reihe von Arztbesuchen folgte, die Schmerzen blieben. Dann nahm der studierte Pharmazeut seine Gesundheit selbst in die Hand. Er entwickelte für sich ein Vier-Säulen-Konzept, das er heute den Patienten in seiner Münchner Praxis anbietet. Es umfasst Körpertherapie, Ernährungsberatung, Entspannungstraining und Bewusstheitscoaching.

Der Heilpraktiker hat nicht nur ein Buch zur Schmerzbehandlung mit der Blackroll veröffentlicht, sondern im Juni 2018 sein Übungsbuch gegen CMD „Kiefer gut, alles gut" herausgebracht. Der erste Buchteil bietet einige allgemeine Informationen zu Ursachen und Behandlungsansätzen von CMD. Der Autor ergänzt ihn mit Experteninterviews, in denen er eine ganzheitliche Zahnärztin zu Wort kommen lässt. Der letzte, große Teil des Buchs bietet dann die 60 versprochenen Übungen für CMD-Patienten. Das ist eine der ausführlichsten Sammlungen, die mir begegnet sind. Massage und Entspannungstechniken kommen ebenso vor wie gezielte Übungen gegen das Upper Cross. Das Buch ist gut verständlich geschrieben und die Übungen werden mit Worten erklärt und durch Abbildungen sichtbar gemacht. Seit Dezember 2019 bietet Torsten Pfitzer ein Onlineprogramm gegen CMD mit Videos und einer geschlossenen Facebookselbsthilfegruppe an. Als ich den Heilpraktiker in seiner Münchner Praxis besuchte, verriet er mir eine ganze Reihe hilfreicher Tipps. Das Interview und mehr zu seinen Angeboten findest du unter https://ichstark.com/pfitzer.

Kay Bartrow: Übeltäter Kiefergelenk: Endlich wieder entspannt und schmerzfrei: 60 Übungen mit Soforteffekt. Trias Verlag 2014
Bereits sechs Jahre vor Torsten Pfitzer hat der Balinger Physiotherapeut Kay Bartrow ein ähnliches Buch veröffentlicht. Ob es Zufall ist, dass beide Bücher genau 60 Übungen anbieten, das weiß ich nicht. Jedenfalls sind nur manche Übungen identisch. Bartrow bietet wie andere Autoren einen Überblick über die Symptome einer Kiefergelenksstörung und über die verschiedenen medizinischen Disziplinen, die an ihrer Therapie beteiligt sind. Besonders hilfreich fand ich seine bebilderten Erklärungen, wie die Kieferregion über verschiedene Muskeln und Nerven mit anderen Regionen verbunden ist. So verbinden die Mundbodenmuskeln den Unterkiefer mit dem Zungenbein, die Hals- und Schluckmuskulatur wiederum das Zungenbein mit dem Schulterblatt. So wird der enge Zusammenhang von Kiefer- und Schulterbeschwerden verständlich. Das Buch ist verständlich geschrieben und die Übungen haben sprechende Namen wie „Hinterer Kinnwackler oder skeptischer Gucker“ oder auch „Watteweicher Anti-Knack“.

Ulla Beushausen: Wenn die Zähne knirschen ...: Logopädie bei Kieferproblemen durch Craniomandibuläre Dysfunktion (CMD) und Bruxismus. Schulz-Kirchner Verlag 2018
Den kompakten Ratgeber der Logopädie-Professorin habe ich bereits im Kapitel über Logopädie bei CMD besprochen. Er ist aus

meiner Sicht ein gutes Buch für Einsteiger, die kurz und knackig, aber zugleich umfassend und wissenschaftlich aktuell ein breites Wissen über Bruxismus und CMD erwerben möchten. Eine gute Ergänzung zu anderen Publikationen sind die bebilderten Übungen aus logopädischer Sicht, etwa zur Kräftigung der Zunge.

Rainer Schöttl: CMD: Kein Schicksal! Die CMD in den Griff bekommen. MediPlus Verlag 2017

Dies ist ein Standardwerk zur CMD. Rainer Schöttl ist Zahnarzt, Präsident der deutschen Sektion des International College of Cranio-Mandibular Orthopedics und behandelt CMD aus zahnärztlicher Sicht. Zugleich ist er breit informiert und bezieht andere Behandlungsansätze wie Physiotherapie und Stressbewältigung in seine Überlegungen ein. Er praktiziert in Erlangen, wo er auch das private Fortbildungsinstitut für Temporo-Mandibuläre Regulation leitet. Diese Mischung aus Ratgeber und Fachbuch bietet ein breites fachärztliches Wissen an. An einigen Stellen geht das Buch auf Feinheiten der zahnärztlichen oder kieferorthopädischen Behandlung ein. Das ist sicherlich wichtig, denn „CMD – Kein Schicksal“ richtet sich an Behandler und Therapeuten ebenso wie an Patienten. Als medizinischer Laie habe ich dennoch in mehreren Buchteilen beschlossen, dass ich damit leben kann, wenn ich nicht alles verstehe. Vielleicht ändert sich das in den nächsten Jahren, wenn ich mich weiterhin mit Bruxismus beschäftige. Zum jetzigen Stand ist es noch so, dass ich bei Schöttl manche Absätze nur überflogen habe. Obwohl ich Griechisch und Latein im Studium gelernt habe und dadurch viele Fremdwörter in ihrer Bedeutung verstehe, war das Werk des Erlangener Zahnarztes für mich anstrengend zu lesen. In einem Satz gesagt ist das Buch aus meiner Sicht ein anspruchsvolles Standardwerk voller Wissen, das sich für Fachleute eignet und für Betroffene, die sich mit hohem Engagement und Beharrlichkeit in ein komplexes Thema einarbeiten möchten. Eventuell sind andere Veröffentlichungen des Autors wie sein Buch „Erste Hilfe bei CMD“ einfacher zu lesen. Dieses richtet sich direkt an Betroffene.

Rainer Schöttl: BiteBlog

Wie der Präsident der deutschen Sektion des International College of Cranio-Mandibular Orthopedics denkt, kannst du in seinem BiteBlog lesen. Wenn du Schöttls Blog folgst, wirst du über neue Ansätze in der CMD-Behandlung auf dem Laufenden gehalten. Selbstverständlich findest du dort ausführliche Informationen zu den Hilfsmitteln, an deren Entwicklungen die Koryphäe selbst mitgewirkt hat. Wenn du alle Blogbeiträge liest, bist du möglicherweise besser über CMD informiert als dein Zahnarzt.

Stefanie Kapp: Kieferwissen. Podcast und YouTube-Kanal

Seit einigen Jahren stellt die Stuttgarter Physiotherapeutin Stefanie Kapp Wissen über CMD als Podcast und bei YouTube zur Verfügung. Dabei legt sie Wert auf einen ganzheitlichen Blick und naturkundliche Behandlungsansätze. Die Rückenschullehrerin und manuelle Therapeutin stellt die Bedeutung der Schulmedizin nicht in Abrede, sieht diese aber nach eigener Aussage nicht als Schwerpunkt ihrer Beiträge.

Jan Lingen: Website und YouTube-Kanal Muskel- und Gelenkschmerzen

Ausführliche und gut verständliche Erklärungen zu Triggerpunkten und anderen Gründen für Muskelschmerzen bietet der Sportwissenschaftler Jan Lingen auf seiner Website www.muskel-und-gelenkschmerzen.de. Dort erläutert er auch, wann eine Massagefee helfen kann und wann eher eine Faszienrolle oder ein Korkball. Auf seinem YouTube-Kanal findest du eine Vielzahl von Lockerungs- und Massageübungen, auch für den Kiefer und die Kaumuskulatur.

Raphael Schneider und Toni Hackmann: StrongandFlexTV

Die beiden YouTuber, die sich selbst Strong und Flex nennen, geben ganzheitlicher Gesundheit die oberste Priorität in ihrem Kanal. Sie machen kein Geheimnis daraus, dass man ihrer Meinung nach nicht jedem Fitnesstrend hinterherlaufen, sondern lieber manches hinterfragen sollte.

Sie haben mich darauf gebracht, mit Barfußschuhen zu laufen und dabei mit dem Vorderfuß aufzusetzen statt mit gedämpften Joggingschuhen die Ferse in den Boden zu rammen. So nutze ich die körpereigene Dämpfung. Ich bin seitdem nie wieder umgeknickt und die O-Beine gehen zurück. Cool.

Strong und Flex zeigen eine Menge Übungen gegen unterschiedlichste Fehlhaltungen und erklären, dass die bei fast allen von uns viel zu steife Brustwirbelsäule zu Schmerzen in der Lenden- und Halswirbelsäule führen kann. Als Gegenprogramm zum Dauersitzen unserer Zeit empfehlen Schneider und Hackmann die tiefe Hocke, das Hängen und Spinal Waves. Bei den letzteren bewegst du jeden Wirbelsäulenwirbel nacheinander einzeln, was wie eine Welle durch deinen Rücken aussieht.

Literaturverzeichnis

Alle Bücher mitsamt Links und zum Teil mit Rezensionen von mir findest du als Service unter https://ichstark.com/quellen

Allgemeinverständliche Bücher und Artikel

Kay Bartrow: Übeltäter Kiefergelenk: Endlich wieder entspannt und schmerzfrei: 60 Übungen mit Soforteffekt. Trias Verlag 2014

Axel Berger/Thorsten Thews, Der brennende Hamster: Arbeiten Sie noch oder qualmen Sie schon? Das Buch zur Burnout-Prävention. Campus Verlag 2018

Ulla Beushausen: Wenn die Zähne knirschen ...: Logopädie bei Kieferproblemen durch Craniomandibuläre Dysfunktion (CMD) und Bruxismus. Schulz-Kirchner Verlag 2018

Judith Blage: Liebscher & Bracht. Das große Versprechen von der Heilung ohne Operation, https://medwatch.de/2021/05/26/liebscher-bracht-arthrose-versprechen-von-der-heilung-ohne-operation/ (eingesehen am 23.2.22)

Markus Faller: Ein Knalltrauma. BadnerBuch-Verlag 2014

hkk Krankenkasse, Besser schlafen durch Sport, https://www.hkk.de/themen/schlafen/besser-schlafen-durch-sport (eingesehen am 22.2.22)

Felix Kade, Nacken Fehlhaltung korrigieren: Schmerzen durch vorgestreckte Kopfhaltung, oder...?, https://www.felixkade.de/nacken-fehlhaltung-korrigieren/(eingesehen am 18.2.22)

Gert Kaluza: Gelassen und sicher im Stress. Springer Verlag 2007

Vanessa Köneke: Sport am Abend, schlaflos in der Nacht?, online eingesehen am 22.2.22 unter https://www.aerztezeitung.de/Panorama/Sport-am-Abend-schlaflos-in-der-Nacht-254154.html

Daniel E. Lieberman. Unser Körper: Geschichte, Gegenwart, Zukunft. Fischer Taschenbuch Verlag 2018

Roland Liebscher-Bracht, Petra Bracht: Kiefer & Zähneknirschen Schmerzen selbst behandeln: Bei Gelenkschmerzen, Zähneknirschen, chronischen Gesichtsschmerzen, myofaszialen Schmerzen. Gräfe und Unzer Verlag 2021

NDR, Atlastherapie: Halswirbel sanft behandeln, https://www.ndr.de/ratgeber/gesundheit/Atlastherapie-Halswirbel-sanft-behandeln,atlastherapie104.html (eingesehen am 22.2.22)

James Nestor, Breath - Atem: Neues Wissen über die vergessene Kunst des Atmens. Über das richtige Atmen und Atemtechniken. Piper Verlag 2021

Pepe Peschel, Meine innere Uhr. Arbeits- und Biorhythmus endlich in Einklang bringen. Mit 3-Schritte-Programm für mehr Gesundheit und Leistungskraft. Humboldt Verlag 2021

Torsten Pfitzer: Kiefer gut, alles gut. Das Übungsprogramm gegen CMD, die wahre Ursache von Zähneknirschen, Kopfschmerzen, Nackenverspannungen, Tinnitus und Co. Riva Verlag 2018

Christian Prawitz: Craniomandibuläre Dysfunktion für Anfänger: Wie Sie CMD auch ohne Medizinstudium verstehen und Ihre Lebensqualität drastisch steigern können – inkl. alternativer Heilungsansätze und den besten Übungen. Psiana Verlag 2020 (Rezension von mir unter https://schluss-mit-zaehneknirschen.de/cmd-anfaenger)

Herbert Renz-Polster: Kinder verstehen. Born to be wild: Wie die Evolution unsere Kinder prägt. Mit einem Vorwort von Remo Largo. Kösel Verlag 2009

Stefanie Stahl: Das Kind in dir muss Heimat finden: Der Schlüssel zur Lösung (fast) aller Probleme. Kailash Verlag 2015

Ulrich Strunz: Das Neue Forever Young: Das Erfolgsprogramm. Heyne Verlag 2014

Christian Thiel: Streit ist auch keine Lösung: Wie Sie in Ihrer Partnerschaft das bekommen, was Sie wirklich wollen. Humboldt Verlag 2017

Matthew Walker: Das große Buch vom Schlaf: Die enorme Bedeutung des Schlafs – Beste Vorbeugung gegen Alzheimer, Krebs, Herzinfarkt und vieles mehr. Goldmann Verlag 2018

Uso Walter, Lucia Schmidt: Zu viel um die Ohren: Wie Stress das Hören verändert, Ecowin 2021

Bronnie Ware: 5 Dinge, die Sterbende am meisten bereuen: Einsichten, die Ihr Leben verändern werden. Goldmann Verlag 2015

Wissenschaftliche Veröffentlichungen und Fachliteratur

A. Bergmann, Effect of treatment with a full-occlusion biofeedback splint on sleep bruxism and TMD pain: a randomized controlled clinical trial, in: Clinical Oral Investigations 2020, online einsehbar unter https://rdcu.be/b4rhW

Bundeszahnärztekammer, Arbeitsgemeinschaft der Deutschen Zahnärztekammern e.V. (Hrsg.), Position. Bruxismus als Risikofaktor einer craniomandibulären Dysfunktion (CMD), Januar 2018, online eingesehen am 7.2.22 unter https://www.bzaek.de/service/positionen-statements/einzelansicht/bruxismus-als-risikofaktor-einer-craniomandibulaeren-dysfunktion-cmd.html

Deutsche Gesellschaft für Funktionsdiagnostik und -therapie (DGFDT), S3-Leitlinie (Langversion). Diagnostik und Behandlung von Bruxismus. AWMF-Registernummer: 083-027 Stand: Mai 2019. Gültig bis: Mai 2024, online eingesehen am 7.1.20 unter https://www.dgzmk.de/uploads/tx_szdgzmkdocuments/083-027_S3_Bruxismus_Langversion_01.pdf

Deutsche Gesellschaft für Schlafforschung und Schlafmedizin (DGSM), S3-Leitlinie Nicht erholsamer Schlaf/Schlafstörungen. Kapitel „Insomnie bei Erwachsenen“, Update 2016. AWMF-Register Nr. 063/003. Version 2.0 (Dezember 2017). Gültig bis: 30.12.2022, online eingesehen am 7.2.22

unter https://www.awmf.org/uploads/tx_szleitlinien/063-003l_S3_Insomnie-Erwachsene_2018-02-verlaengert.pdf

S. Kato, S. Minagi et al.: Relationship between severity of periodontitis and masseter muscle activity during waking and sleeping hours, in: Arch Oral Biol . 2018 Jun;90:13-18.

J. Lambers, C. Heise: Behandlung von CMD- und Bruxismuspatienten. Wirksamkeit des RelaxBogens im Vergleich zur Therapie mit Aufbissbehelfen (RCT-Studie, veröffentlicht 3.9.21), online eingesehen am 7.2.22 unter https://www.quintessence-publishing.com/deu/de/news/zahnmedizin/funktionsdiagnostik-therapie/behandlung-von-cmd-und-bruxismuspatienten

J. Lambers, S. Heise, C. Kopp: Wirksamkeit des RelaxBogen® im Vergleich zur Therapie mit Aufbissbehelfen bei der Behandlung von CMD- und Bruxismuspatienten, in: Journal of Craniomandibular Function, 3/2020 (vor der Veröffentlichung als Entwurf eingesehen)

J. Lambers, K. Schneider: Der RelaxBogen® als neuartiger Ansatz zur Behandlung von Bruxismus und CMD. Ein Beitrag von den Entwicklern ZA Jochen Lambers und Physiotherapeutin Klára Schneider, in: KN Kieferorthopädische Nachrichten, online eingesehen am 7.1.20 unter https://www.zwp-online.info/fachgebiete/kieferorthopaedie/grundlagen/der-relaxbogen-zur-behandlung-von-bruxismus-und-cmd

Lobbezoo, Ahlberg et. al.: Bruxism defined and graded: an international consensus, in: Journal of Oral Rehabilitation 2013 Jan;40(1):2-4. doi: 10.1111/joor.12011. Epub 2012 Nov 4.

Lobbezoo, Ahlberg et. al.: International consensus on the assessment of bruxism: Report of a work in progress, in: Journal of Oral Rehabilitation 2018 Nov;45(11):837-844. doi: 10.1111/joor.12663. Epub 2018 Jun 21.

Donald Meichenbaum: Intervention bei Stress: Anwendung und Wirkung des Stressimpfungstrainings. Verlag Hans Huber 2014

Physio Meets Science GmbH, Science-Faktencheck zu Liebscher & Bracht: Rückenschmerz, online eingesehen am 17.2.22 unter https://physiomeetsscience.com/der-physio-meets-science-faktencheck-zu-liebscher-bracht-rueckenschmerz/

Rainer Schöttl: CMD: Kein Schicksal! Die CMD in den Griff bekommen. MediPlus Verlag 2017

J. Stutz, R. Eiholzer, C. Spengler: Effects of Evening Exercise on Sleep in Healthy Participants: A Systematic Review and Meta-Analysis, in: Sports Med. 2019 Feb;49(2):269-287.

Techniker Krankenkasse (Hg.): Entspann dich, Deutschland. TK-Stressstudie 2016, online eingesehen am 7.1.20 unter https://www.tk.de/resource/blob/2026630/9154e4c71766c410dc859916aa798217/tk-stressstudie-2016-data.pdf

Dank

Mein besonderer Dank geht an alle, die in ihrem Beruf die menschliche Gesundheit fördern und dabei über den Tellerrand ihres eigenen Fachbereichs hinausschauen. Also an alle, die einen ganzheitlichen Blick auf den Menschen wagen. An alle, die ihre Theorien an praktischen Behandlungserfolgen messen. An alle, die wissen, dass sie immer nur einen Teil des Menschen verstehen. An alle, die den Weg in Zusammenarbeit mit ihren Patienten, Klienten und Kunden gehen, statt über sie bestimmen zu wollen.

Namentlich möchte ich folgenden Therapeuten, Erfindern und Gesprächspartnern danken:

- Mark Bienert, Augenoptikermeister bei Optik Wittmann in Altötting, der Kunden mit rätselhaften Beschwerden begegnete und sich daraufhin zum ganzheitlichen Sehtrainer fortbildete
- Dr. Alfons Vannahme, naturkundlich orientierter Arzt in München-Neubiberg, der nicht an einzelnen Symptomen herumdoktert, sondern auf die zugrundeliegende Gesamtsituation eines Menschen schaut
- Tjark Bosma und Rita Heß, Physiotherapeuten beim Münchner Therapiezentrum Südseite, die mit ihrer Atlaskorrektur schon so manches Wunder vollbracht haben
- Bianca Berk und Dr. Jörg Köhler von der Firma bruXane GmbH, die nicht damit einverstanden waren, dass Menschen ihr Leben kaputtknirschen, und nach jahrelanger Entwicklung eine wirksame Hilfe auf den Markt gebracht haben
- Zahntechnikermeister Michael Seitz vom Dentallabor Seitz in München, der interdisziplinär vernetzt ist und an der Entwicklung der bruXane mitgewirkt hat
- Uwe Rößler, Heilpraktiker und Rolfer in Prien am Chiemsee, der Osteopathie, Somatic Yoga und mehr in die Zusammenarbeit mit Zahnärzten und Kieferorthopäden einbringt

- Ulrich Bauer-Staeb, der seit über zwei Jahrzehnten Bruxisten Erleichterung durch Biofeedbacklösungen verschafft
- Christoph Seidenstücker, Geschäftsführer und Mitgründer der RelaxBogen GmbH, der mir in mehreren Gesprächen wertvolle Hinweise gab
- Karin Sannemüller, Physiotherapeutin und JawLax-Erfinderin, die nicht damit zufrieden war, dass es noch keine Wärmeanwendung für die Kaumuskulatur gab
- Dr. Torsten Pfitzer, der in seinem Münchner Zentrum für ganzheitliche Rückengesundheit jahrelange Erfahrung und breit gestreute Zusatzausbildungen für seine Patienten nutzt
- Katrin Steimann, Physiotherapeutin mit CMD-Zusatzausbildung, deren Anregungen die Qualität dieses Buchs verbessert haben
- Markus Faller, der nach 33 Jahren verrückter Probleme endlich eine Diagnose bekam und sein Buch „Ein Knalltrauma“ all jenen widmete, „die über diesen Erdball rennen und nicht wissen, was eigentlich mit ihnen los ist“

Bei den Arbeiten an diesem Buch haben mich durch zum Teil vergünstigte oder kostenfreie Dienstleistungen und Produkte unterstützt:

- die Firma bruXane GmbH, Marburg
- das Therapiezentrum Südseite, München
- das Dentallabor Seitz, München
- die Firma MassageFee GmbH, Puchheim
- die Firma RelaxBogen GmbH, Hameln
- die Firma JawLax GmbH, Hamburg
- die Firma Bamberger-Wellness GmbH, Gundelfingen
- die Firma myostaeb biofeedback/ Ulrich Bauer-Staeb, Landshut

Stichwortverzeichnis

Bibliografische Information der Deutschen Nationalbibliothek
Die Deutsche Nationalbibliothek verzeichnet diese Publikation in der deutschen Nationalbibliografie; detaillierte bibliografische Daten sind im Internet über http://dnb.ddb.de/ abrufbar.

ISBN 978-3-8426-2965-3 (Print)
ISBN 978-3-8426-2966-0 (PDF)
ISBN 978-3-8426-2967-7 (EPUB)

Abbildungen:
Titelmotiv: Shutterstock – Graffiti21
stock.adobe.com: S. 10, 11: SciePro; S. 14/15, 64/65: jullyromas; S. 20; ellepigrafica; S. 35: Tartila; S. 36: rumruay; S. 40: Alexandr Mitiuc; S. 60: Lilanakani; S. 73: JLO_FOTO; S. 106: 7activestudio
Stethoskop-Icon: Daniel Berkmann – stock.adobe.com
Gebiss-Icon: tanjaal – stock.adobe.com
Foto Christian Koch: Debora Mergler, Fotografin
Foto bei Zahnarzt: Christian Koch, Alexander Bergmann, Jörg Köhler
bruXane 2go, bruXane personal: Dentaltechnik Michael Seitz
bruXane Verlaufsdiagramm: bruXane GmbH, Christian Koch
JawLax: JawLax GmbH
RelaxBogen: RelaxBogen GmbH
MassageFee: MassageFee GmbH
AtlantoVib 4: Atlantomed Vibro-Resonanz Atlaskorrektur
Aqualizer: Rainer Schöttl, www.biteblog.de
Logo des Blogs: Christian Koch

2. Auflage

Die Ratgebermarke der Schlüterschen Fachmedien GmbH
Hans-Böckler-Allee 7, 30173 Hannover
www.humboldt.de
www.schluetersche.de

Lektorat: Ulrike Schöber, Dortmund
Layout: Groothuis, Lohfert, Consorten, Hamburg
Covergestaltung: ZERO, München
Satz: Die Feder · Werbeagentur GmbH, Wetzlar
Druck und Bindung: Gutenberg Beuys Feindruckerei GmbH, Langenhagen

Gedruckt mit mineralölfrei hergestellten Druckfarben und Strom aus erneuerbaren Energien. Die eingesetzten Klebe- und Bindestoffe entsprechen den derzeitigen Umweltstandards, die vom RAL Institut für Gütesicherung und Kennzeichnung geprüft wurden. Die Druckplattenentwicklung erfolgte mit reduziertem Einsatz von Chemikalien.